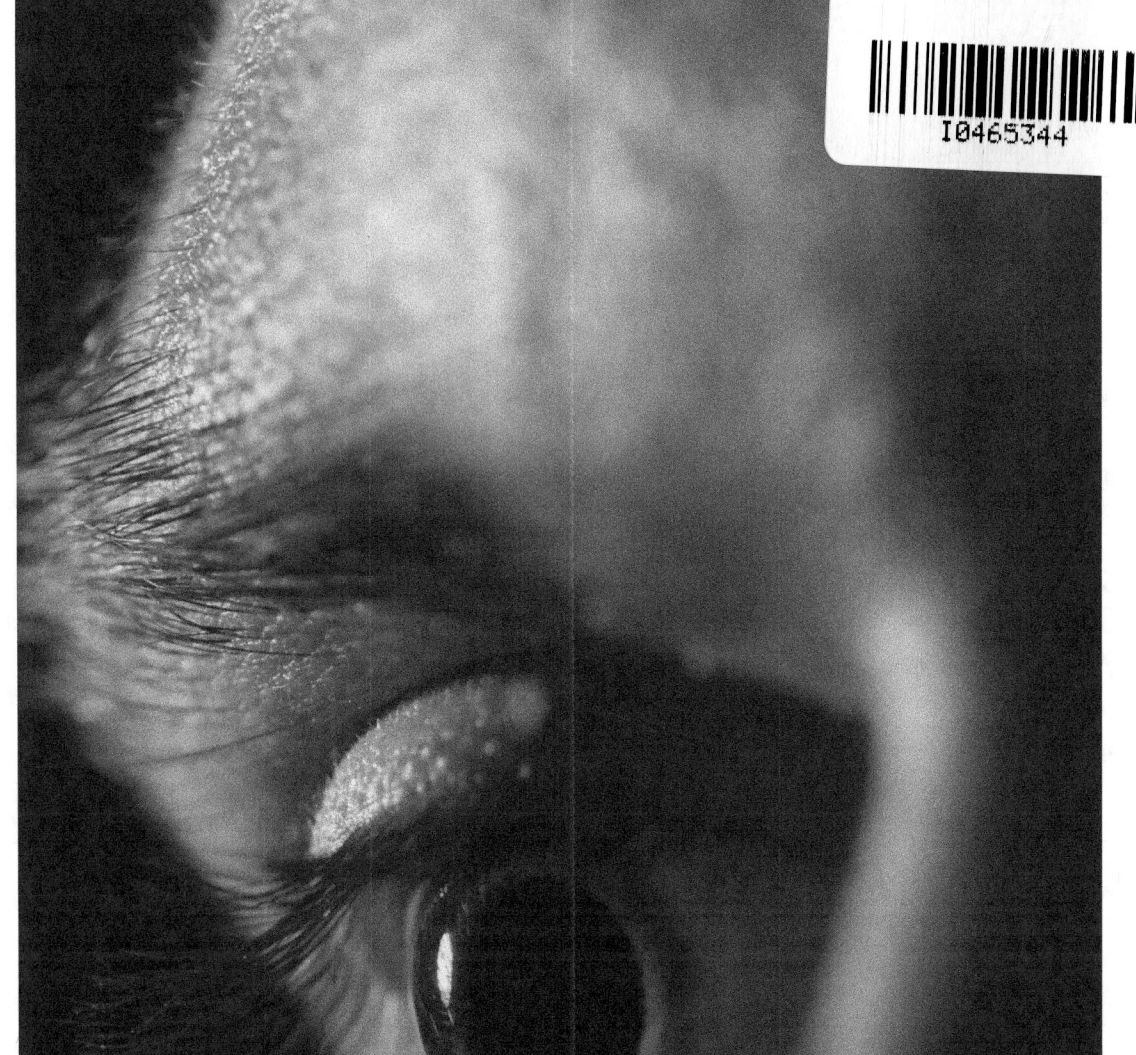

GESTIRE GLI ATTACCHI DI PANICO

GUIDA COMPLETA

Posso e lo farò

(ripeti tutti i giorni)

Introduzione
- Presentazione del tema: Introduzione agli attacchi di panico, importanza della guida.
- Breve panoramica: Definizione e sintomi principali.
- Obiettivi del libro: Cosa imparerà il lettore e come utilizzare la guida.

Parte 1: Comprendere gli Attacchi di Panico
1. Capitolo 1: Cos'è un Attacco di Panico?
   - Definizione dettagliata.
   - Sintomi fisici e psicologici.
   - Differenze tra ansia e attacchi di panico.
2. Capitolo 2: Cause degli Attacchi di Panico
   - Fattori genetici, biologici e ambientali.
   - Eventi scatenanti comuni.
   - Studi e ricerche scientifiche.
3. Capitolo 3: Il Ciclo dell'Ansia
   - Come si sviluppa e si mantiene l'ansia.
   - Il ruolo dei pensieri e delle emozioni.
   - Esempi pratici e casi di studio.

Parte 2: Tecniche di Gestione Immediata
1. Capitolo 4: Tecniche di Respirazione
   - Respirazione diaframmatica e altre tecniche.
   - Esercizi pratici con illustrazioni.
   - Benefici e testimonianze.
2. Capitolo 5: Tecniche di Rilassamento
   - Training autogeno, mindfulness e rilassamento muscolare progressivo.
   - Esercizi guidati e pratiche quotidiane.
   - Storie di successo e applicazioni pratiche.
3. Capitolo 6: Distrazione e Grounding
   - Tecniche per distogliere l'attenzione dai sintomi.
   - Esercizi di grounding dettagliati.
   - Esperienze personali e consigli pratici.

Parte 3: Strategie a Lungo Termine
1. Capitolo 7: Psicoterapia Cognitivo-Comportamentale (CBT)
   - Principi della CBT.
   - Come funziona e perché è efficace.
   - Esercizi e tecniche CBT con esempi.
2. Capitolo 8: Stile di Vita Sano
   - Alimentazione, esercizio fisico e sonno.
   - L'importanza di evitare sostanze stimolanti.
   - Consigli pratici e piani di azione.
3. Capitolo 9: Gestione dello Stress
   - Tecniche di gestione dello stress quotidiano.
   - Esercizi di pianificazione e organizzazione.
   - Strategie per bilanciare lavoro e vita personale.

Parte 4: Supporto e Risorse
1. Capitolo 10: Gruppi di Supporto
   - Come trovare e partecipare a gruppi di supporto.
   - Benefici del supporto sociale.
   - Testimonianze e storie di gruppo.

Conclusione
- Riflessioni finali: Importanza di chiedere aiuto e di non affrontare il problema da soli.
- Incoraggiamenti: Messaggi positivi e motivazionali.
- Prossimi passi: Come continuare il percorso di gestione dell'ansia.

Un esempio di capitolo dettagliato

Capitolo 4: Tecniche di Respirazione

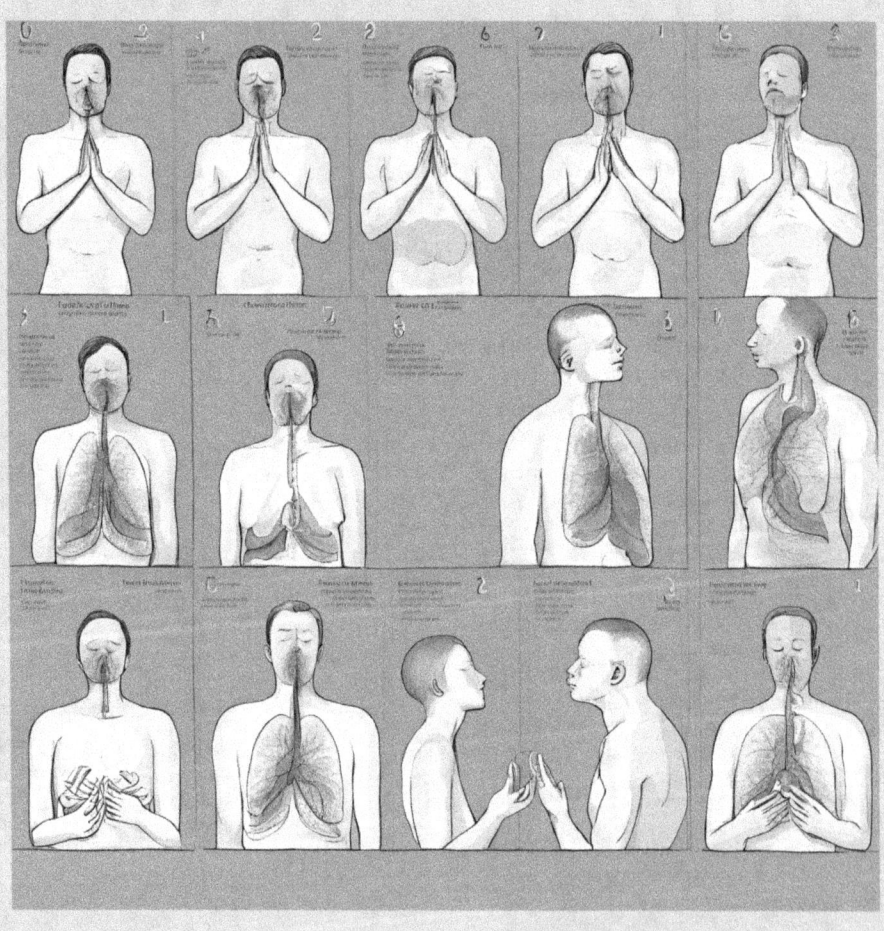

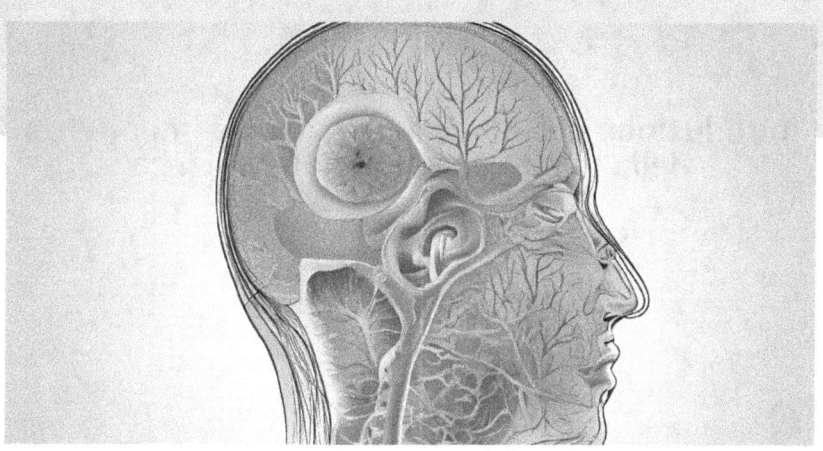

Introduzione alla Respirazione Diaframmatica

La respirazione diaframmatica è una tecnica che aiuta a calmare il sistema nervoso e a ridurre i sintomi fisici dell'ansia. Questa tecnica si concentra sull'uso del diaframma per respirare profondamente, piuttosto che sul petto.

Esercizi Pratici

- Passaggi dettagliati: Trova un posto tranquillo, siediti comodamente e chiudi gli occhi. Posiziona una mano sul petto e l'altra sull'addome. Inspira profondamente attraverso il naso per 4 secondi, senti l'addome espandersi. Mantieni l'aria nei polmoni per 2 secondi. Espira attraverso la bocca per 6 secondi, senti l'addome contrarsi. Ripeti per 5-10 minuti.

- Respirazione Alternata: Inspira attraverso una narice mentre chiudi l'altra con un dito, poi espira attraverso l'altra narice. Ripeti alternando le narici.

- Respirazione Quadrata: Inspira per 4 secondi, trattieni il respiro per 4 secondi, espira per 4 secondi, trattieni il respiro per 4 secondi. Ripeti.

Storie di Successo

- Testimonianze: *"Da quando ho iniziato a praticare la respirazione diaframmatica, ho notato una significativa riduzione dei miei attacchi di panico. Ora mi sento più in controllo e meno ansioso."*

- Maria, 34 anni.

Introduzione agli attacchi di panico e importanza della guida: una storia di resilienza

Parte 1: La comparsa degli attacchi

Giulia aveva sempre vissuto una vita piuttosto normale.
Lavorava come insegnante di scuola elementare, amava il suo lavoro, aveva una cerchia di amici affiatata e una famiglia che la sosteneva.
Era abituata a gestire lo stress quotidiano, dalle scadenze del lavoro agli impegni personali, senza particolari difficoltà. Ma tutto cambiò improvvisamente una mattina di primavera.

Era un giorno come tanti altri. Giulia si svegliò, fece colazione e si preparò per andare a scuola. Ma durante il tragitto in macchina, iniziò a sentire una strana sensazione.
Il cuore batteva all'impazzata, le mani erano sudate, il respiro diventava sempre più affannoso. Sentiva un nodo alla gola, come se non riuscisse a respirare. Il suo corpo era teso, e una sensazione di terrore inspiegabile la pervase. Era come se il mondo attorno a lei si stesse restringendo, diventando opprimente.

Giulia riuscì a fermare l'auto sul ciglio della strada e, mentre cercava di calmarsi, scoppiò in lacrime. Non riusciva a capire cosa stesse succedendo. Era terrorizzata e confusa. Dopo alcuni minuti, l'attacco passò, lasciandola esausta e tremante. Decise di tornare a casa, chiamò la scuola per informare che non sarebbe andata al lavoro e trascorse il resto della giornata cercando di riprendersi dall'esperienza.

Parte 2: Il ciclo degli attacchi

Quello che Giulia non sapeva, era che quello era solo il primo di molti altri attacchi di panico. Nei giorni successivi, gli episodi si ripeterono. A volte erano scatenati da situazioni specifiche, come guidare o trovarsi in luoghi affollati, altre volte sembravano emergere dal nulla. Ogni attacco era un'esperienza travolgente, con sintomi fisici intensi che la lasciavano esausta e spaventata.

Iniziò a evitare situazioni che credeva potessero scatenare gli attacchi. Smise di guidare, evitò i luoghi affollati, e anche andare al lavoro diventò una sfida. Il pensiero di avere un altro attacco la terrorizzava, e questa paura costante iniziò a limitare la sua vita. La sua indipendenza veniva meno, e si sentiva intrappolata in un ciclo di ansia e panico che non riusciva a spezzare.

Parte 3: La solitudine e il bisogno di aiuto

Nonostante il supporto della sua famiglia e dei suoi amici, Giulia si sentiva sola. Le persone attorno a lei cercavano di capire cosa stesse attraversando, ma non era facile. Alcuni le dicevano di rilassarsi, di non preoccuparsi, altri minimizzavano i suoi sintomi, pensando che fosse solo stress. Ma Giulia sapeva che c'era qualcosa di più profondo. Si sentiva impotente di fronte a questi attacchi, come se non avesse controllo sul proprio corpo e sulla propria mente.

Decise allora di cercare aiuto. Dopo alcune ricerche, scoprì che quello che stava vivendo aveva un nome: attacchi di panico.
Leggendo di più sull'argomento, si rese conto che non era sola.
Molte persone nel mondo soffrivano di attacchi di panico, e c'erano professionisti che potevano aiutarla.
Decise di rivolgersi a uno psicoterapeuta, sperando di trovare una via d'uscita da quel vortice di paura.

Parte 4: La terapia e la guida

La terapia fu un'esperienza rivelatrice per Giulia. Il suo terapeuta la aiutò a comprendere che gli attacchi di panico, per quanto spaventosi, non erano pericolosi. Le spiegò che il panico era una risposta naturale del corpo a una percezione di pericolo, anche se in realtà non c'era un vero pericolo. Iniziarono a lavorare insieme per identificare i pensieri e le situazioni che scatenavano gli attacchi, e svilupparono strategie per gestirli.

Attraverso tecniche di respirazione, visualizzazioni e una graduale esposizione alle situazioni che temeva, Giulia iniziò a riprendere il controllo della sua vita. La guida del terapeuta fu fondamentale: le diede gli strumenti per affrontare il panico e, soprattutto, la sicurezza di non essere sola in quel percorso.

Ma la terapia non riguardava solo la gestione degli attacchi. Giulia iniziò a esplorare le cause più profonde della sua ansia, scoprendo che sotto il panico c'erano emozioni represse e insicurezze che avevano bisogno di essere affrontate. Era un viaggio dentro di sé, che la portava a conoscersi meglio e a sviluppare una maggiore consapevolezza di sé.

Parte 5: La strada verso la guarigione

Il cammino verso la guarigione non fu lineare. Ci furono momenti di progressi significativi, seguiti da ricadute. Ma Giulia continuava a lavorare su se stessa, con il sostegno del terapeuta e delle persone care. Lentamente, gli attacchi di panico divennero meno frequenti e meno intensi. Iniziò a riprendere le attività che aveva evitato, come guidare e uscire con gli amici. La sua vita stava tornando alla normalità, ma con una differenza fondamentale: ora aveva gli strumenti per gestire l'ansia e il panico.

In questo processo, Giulia scoprì anche una nuova passione: la mindfulness. Imparò a vivere nel presente, senza lasciarsi sopraffare dalle preoccupazioni del futuro o dai rimpianti del passato.
Trovò nella meditazione un modo per calmare la mente e centrarsi, e questa pratica diventò parte integrante della sua vita quotidiana.

Parte 6: La condivisione dell'esperienza

Dopo mesi di lavoro su se stessa, Giulia raggiunse un punto in cui si sentiva di nuovo forte e sicura. Ma la sua esperienza l'aveva cambiata. Decise di usare ciò che aveva imparato per aiutare gli altri. Iniziò a parlare apertamente dei suoi attacchi di panico, condividendo la sua storia con amici, colleghi e anche online, tramite un blog.

La sua onestà e vulnerabilità ispirarono molte persone, alcune delle quali stavano affrontando sfide simili. Giulia divenne una guida per chi, come lei, lottava contro gli attacchi di panico. Non era una professionista della salute mentale, ma la sua esperienza diretta e la sua empatia la resero una fonte di conforto e speranza per molti.

Conclusione

La storia di Giulia è un esempio di resilienza e trasformazione. Attraverso gli attacchi di panico, ha scoperto la forza interiore che non sapeva di avere. Ha imparato che, anche nei momenti più bui, è possibile trovare una via d'uscita, soprattutto con la giusta guida e il supporto. La sua esperienza ci ricorda l'importanza di non affrontare da soli le difficoltà e di cercare aiuto quando ne abbiamo bisogno.

Oggi, Giulia vive una vita piena e soddisfacente, consapevole che l'ansia può sempre fare capolino, ma sapendo di avere gli strumenti per affrontarla. La sua storia è una testimonianza del fatto che, anche nelle sfide più difficili, possiamo trovare crescita e trasformazione, se solo ci permettiamo di cercare e accettare la guida di cui abbiamo bisogno.

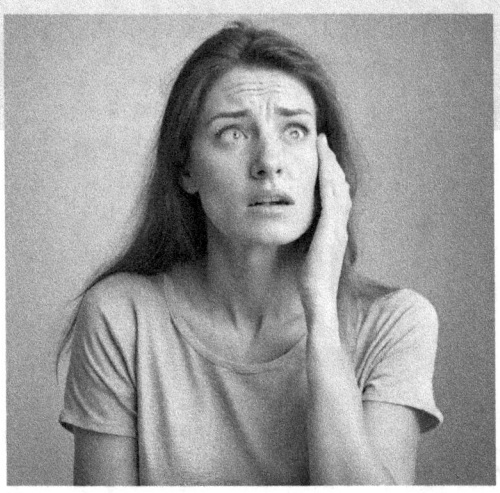

Definizione e sintomi degli attacchi di panico

Gli attacchi di panico sono episodi improvvisi e intensi di paura o disagio che raggiungono il picco in pochi minuti. Possono verificarsi senza un motivo apparente e portare con sé una serie di sintomi fisici e psicologici molto potenti, tanto che chi li sperimenta può pensare di avere un attacco di cuore o di stare per morire. Nonostante siano spaventosi, gli attacchi di panico non sono pericolosi per la salute fisica, ma possono avere un impatto significativo sulla qualità della vita di chi ne soffre, portando spesso a evitare situazioni o luoghi che si temono possano scatenare un attacco.

Tra i sintomi principali degli attacchi di panico troviamo:
- Palpitazioni o battito cardiaco accelerato
- Sudorazione intensa
- Tremore o scosse
- Sensazione di soffocamento
- Dolore o fastidio al petto
- Nausea o disturbi addominali
- Vertigini, instabilità o svenimento
- Brividi o vampate di calore
- Sensazioni di irrealtà (derealizzazione) o di essere distaccati da sé stessi (depersonalizzazione)
- Paura di perdere il controllo o di impazzire
- Paura di morire

Questi sintomi possono durare da pochi minuti a mezz'ora, lasciando la persona esausta e spesso terrorizzata dall'idea di avere un altro attacco.

Storia di Marta
un percorso di comprensione e guarigione

Marta aveva sempre vissuto una vita movimentata.

A trentadue anni, lavorava come manager in una grande azienda di marketing.

Le sue giornate erano piene di impegni: riunioni, scadenze, viaggi di lavoro. Nonostante il ritmo frenetico, aveva sempre saputo gestire tutto con una combinazione di organizzazione e determinazione. Ma ciò che Marta non si aspettava era che, un giorno, il suo corpo e la sua mente le avrebbero presentato il conto in un modo così drammatico.

Era un lunedì mattina quando tutto cambiò. Marta stava andando in ufficio, come al solito, quando, all'improvviso, sentì un'ondata di calore attraversarle il corpo. Il cuore iniziò a battere forte, come se volesse uscire dal petto. Le mani le sudavano, e il respiro si faceva sempre più corto, fino a quando non riuscì più a prendere aria. Fu presa da un terrore paralizzante, come se qualcosa di terribile stesse per accadere, anche se non c'era nessuna minaccia evidente.

Con il panico che cresceva dentro di lei, Marta si fermò sul marciapiede, cercando di calmarsi. Ma i sintomi non facevano che peggiorare. Il petto le faceva male, e nella sua mente si fece strada un pensiero terrificante: "Sto per morire". Era convinta di avere un infarto. Alcuni passanti si accorsero del suo stato e chiamarono un'ambulanza. Quando i paramedici arrivarono, Marta era stremata, con il corpo tremante e gli occhi pieni di lacrime.

All'ospedale, dopo una serie di controlli, i medici le dissero che il suo cuore era perfettamente sano. Le spiegarono che quello che aveva vissuto non era un infarto, ma un attacco di panico. Marta era incredula. "Un attacco di panico?" ripeté tra sé, confusa.

Non riusciva a capire come potesse sentirsi così male senza avere nulla di fisicamente sbagliato. Ma i sintomi erano stati reali, spaventosi e intensi.

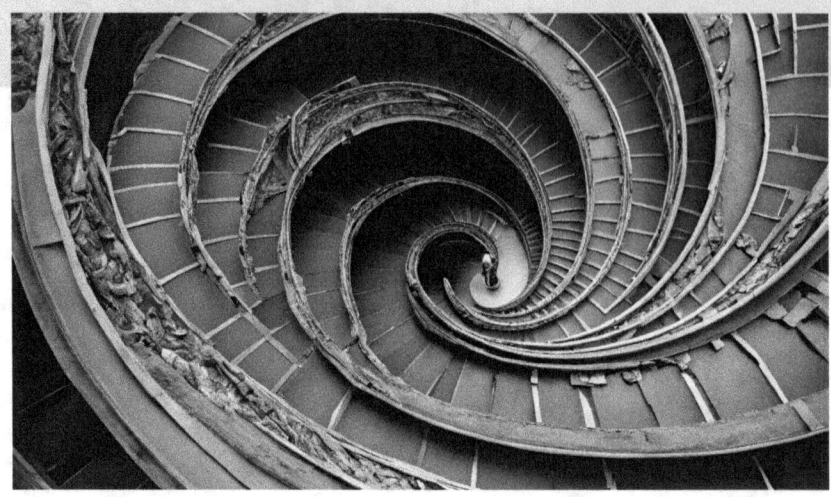

L'inizio della spirale

Dopo quel primo episodio, la vita di Marta cambiò radicalmente. Il ricordo di quell'attacco di panico rimase impresso nella sua mente, e la paura che potesse accadere di nuovo iniziò a perseguitarla.

Anche quando stava bene, viveva con l'ansia costante che un altro attacco potesse colpirla da un momento all'altro. Questa paura finì per condizionare il suo comportamento.
Marta cominciò a evitare situazioni che associava all'attacco.
Smise di andare in metropolitana, temendo che un luogo chiuso e affollato potesse scatenare un altro episodio. Rinunciò a viaggiare per lavoro, non riuscendo più a sopportare l'idea di volare o di trovarsi lontana da casa, dove si sentiva relativamente al sicuro. Anche andare al supermercato divenne un'impresa.

Ogni volta che entrava in un luogo affollato, sentiva il cuore battere più forte, come se l'attacco fosse sul punto di tornare.
Questa spirale di evitamento non fece altro che peggiorare la situazione.
Più Marta evitava le situazioni che temeva, più la sua ansia cresceva.
La sua vita si stava restringendo, e la donna che una volta affrontava ogni sfida con determinazione ora si sentiva fragile e insicura.

La paura della paura

Uno degli aspetti più devastanti degli attacchi di panico per Marta fu la cosiddetta "paura della paura". Aveva iniziato a temere non solo i sintomi fisici, ma anche la possibilità stessa di avere un attacco. Questo pensiero costante divenne una presenza ingombrante nella sua vita, una sorta di ombra che non riusciva a scrollarsi di dosso. Anche nei momenti di relativa calma, la paura che un attacco potesse manifestarsi improvvisamente le impediva di rilassarsi completamente.

Ogni battito cardiaco accelerato, ogni piccola sensazione di vertigine o debolezza veniva interpretata come un segnale che un altro attacco stava per arrivare. Questo portava a un ciclo vizioso: l'ansia generava sintomi fisici, che a loro volta aumentavano l'ansia, innescando un altro attacco di panico. Marta si trovava intrappolata in un circolo di paura e panico dal quale non riusciva a uscire da sola.

La decisione di cercare aiuto

Dopo mesi di lotta contro questo incubo, Marta si rese conto che non poteva continuare così. La sua vita era diventata insostenibile, e la qualità del suo lavoro e delle sue relazioni ne stava risentendo gravemente. Decise quindi di rivolgersi a uno specialista. Scelse di consultare uno psicoterapeuta specializzato in disturbi d'ansia e attacchi di panico.

Durante la prima seduta, Marta raccontò al terapeuta tutto quello che aveva vissuto negli ultimi mesi. Parlò dei sintomi, della paura costante, del modo in cui la sua vita si era ristretta. Il terapeuta l'ascoltò con attenzione e le spiegò che quello che stava vivendo era un disturbo di panico, una condizione comune ma trattabile.

Il terapeuta le propose un piano di trattamento che includeva la terapia cognitivo-comportamentale (TCC), una forma di psicoterapia particolarmente efficace per i disturbi d'ansia. L'obiettivo della terapia era quello di aiutare Marta a identificare e modificare i pensieri negativi e distorti che alimentavano la sua ansia, oltre a esporla gradualmente alle situazioni che aveva iniziato a evitare.

La terapia e il cambiamento

Le prime sedute di terapia non furono facili. Marta si rese conto di quanto fosse radicata la sua paura e di quanto i suoi pensieri catastrofici avessero preso il controllo della sua mente. Ma con il tempo e la guida del terapeuta, iniziò a fare piccoli progressi.

Una delle prime cose che imparò fu a riconoscere che gli attacchi di panico, per quanto spaventosi, non erano pericolosi. Il terapeuta le spiegò che il corpo stava semplicemente reagendo a una falsa percezione di pericolo, attivando la risposta "lotta o fuga". Capire questo concetto la aiutò a ridurre il terrore che provava durante gli attacchi.

In parallelo, Marta iniziò a lavorare sui suoi pensieri. Ogni volta che sentiva il panico montare, cercava di identificare i pensieri che lo innescavano. Pensieri come "Sto per avere un infarto" o "Non riuscirò a respirare" venivano analizzati e sostituiti con pensieri più realistici e rassicuranti. Questo esercizio richiedeva molta pratica, ma col tempo Marta iniziò a sentirsi più padrona della situazione. Un altro aspetto fondamentale della terapia fu l'esposizione graduale alle situazioni temute. Marta iniziò con piccoli passi: prima uscire di casa per brevi passeggiate, poi entrare in un negozio per qualche minuto, e così via. Ogni piccolo successo rafforzava la sua fiducia e riduceva l'ansia associata a quelle situazioni.

La svolta

Dopo mesi di terapia, Marta cominciò a notare dei cambiamenti significativi. Gli attacchi di panico divennero meno frequenti e meno intensi. Quando accadevano, riusciva a gestirli con più calma, utilizzando le tecniche apprese in terapia. La sua vita iniziò lentamente a tornare alla normalità.

Un giorno, decise di affrontare una delle sue più grandi paure: prendere la metropolitana. Era un simbolo di tutto ciò che aveva evitato e temuto negli ultimi mesi. Con il cuore che batteva forte, Marta entrò nella stazione, comprò un biglietto e salì sul treno. All'inizio sentì l'ansia crescere, ma invece di fuggire, utilizzò le tecniche di respirazione e i pensieri positivi per calmarsi.

Quando il treno arrivò alla sua fermata, Marta scese con un sorriso sulle labbra. Aveva affrontato la sua paura e vinto. Quel momento segnò una svolta nel suo percorso di guarigione. Non significava che non avrebbe mai più avuto attacchi di panico, ma sapeva di avere gli strumenti per gestirli e che la sua vita non sarebbe stata più dominata dalla paura.

Conclusione: La rinascita di Marta

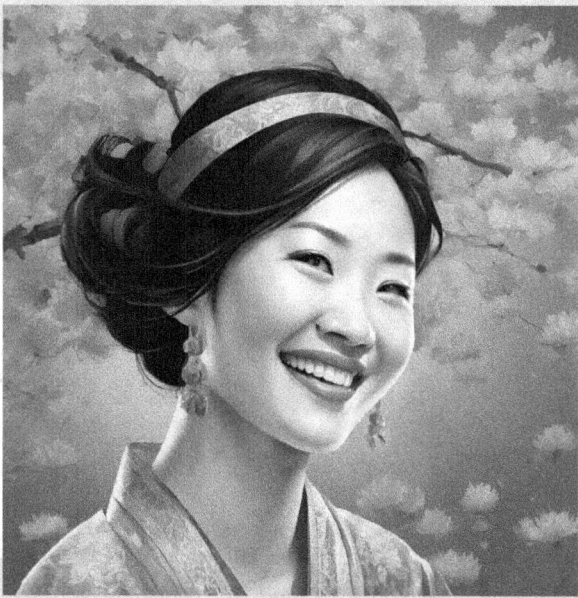

La storia di Marta è un esempio di come, con la giusta guida e determinazione, sia possibile superare anche le sfide più difficili. Gli attacchi di panico l'avevano costretta a confrontarsi con le sue paure più profonde, ma attraverso la terapia e il lavoro su sé stessa, era riuscita a riprendere il controllo della sua vita.

Oggi Marta vive con una consapevolezza diversa. Sa che l'ansia può ancora fare capolino, ma non la teme più come prima. Ha imparato a convivere con essa, riconoscendo che fa parte della sua esperienza umana, ma senza permetterle di dominare la sua esistenza.

Marta continua a lavorare nel mondo del marketing, ma con una nuova prospettiva. Ha imparato a prendersi cura di sé, a dare priorità al proprio benessere e a non sovraccaricarsi di impegni. Ha anche iniziato a condividere la sua storia con altre persone, diventando una fonte di ispirazione per chi, come lei, combatte contro gli attacchi di panico.

La storia di Marta ci ricorda che, anche nei momenti più bui, c'è sempre una strada verso la luce.

Con il giusto supporto e la volontà di affrontare le proprie paure, è possibile trasformare il panico in una lezione di forza e resilienza.

Parte 1: Comprendere gli Attacchi di Panico

1: Cos'è un Attacco di Panico?

L'ansia e gli attacchi di panico sono spesso collegati, ma ci sono differenze significative tra i due in termini di sintomi, durata, intensità e come si manifestano. Ecco un'analisi dettagliata delle differenze principali:

1. Definizione

- Ansia: L'ansia è una risposta emotiva normale a situazioni stressanti o pericolose. Si manifesta come una sensazione di preoccupazione, tensione o nervosismo. L'ansia può essere continua e di bassa intensità, e spesso è legata a una preoccupazione persistente per il futuro o a eventi stressanti imminenti.
- Attacco di panico: Un attacco di panico è un episodio improvviso e intenso di paura estrema o disagio, accompagnato da una serie di sintomi fisici e cognitivi. Gli attacchi di panico raggiungono il loro picco in pochi minuti e spesso appaiono senza un fattore scatenante evidente.

2. Sintomi

- Ansia:
  - Preoccupazioni eccessive e persistenti
  - Irritabilità
  - Difficoltà di concentrazione
  - Tensione muscolare
  - Affaticamento
  - Difficoltà a dormire (insonnia)
  - Sintomi fisici lievi come mal di testa, tensione al collo o mal di stomaco
- Attacco di panico:
  - Palpitazioni o battito cardiaco accelerato
  - Sudorazione intensa
  - Tremore o scosse
  - Sensazione di soffocamento o mancanza di respiro
  - Dolore o fastidio al petto
  - Nausea o vertigini
  - Sensazioni di irrealtà (derealizzazione) o di essere distaccati da sé stessi (depersonalizzazione)
  - Paura di morire o di impazzire
  - Brividi o vampate di calore

Parte 1: Comprendere gli Attacchi di Panico
1. Capitolo

3. Durata

- Ansia: L'ansia tende a essere più persistente e può durare per giorni, settimane o addirittura mesi. È spesso legata a una preoccupazione costante e diffusa, che può essere presente per periodi prolungati.
- Attacco di panico: Gli attacchi di panico sono brevi ma intensi, durano generalmente tra 5 e 20 minuti, ma possono sembrare molto più lunghi a chi li vive. Il picco dei sintomi si raggiunge solitamente entro i primi 10 minuti.

4. Intensità

- Ansia: Sebbene possa essere debilitante, l'ansia tende a essere di intensità moderata. I sintomi sono fastidiosi, ma di solito non portano a una sensazione di terrore acuto.
- Attacco di panico: Gli attacchi di panico sono molto intensi. La paura e il disagio sono estremi e spesso accompagnati dalla sensazione che qualcosa di terribile stia per accadere, come un attacco di cuore o la perdita del controllo.

5. Fattore scatenante

- Ansia: L'ansia è spesso legata a eventi o situazioni specifiche, come problemi di lavoro, difficoltà relazionali, o preoccupazioni finanziarie. Può anche essere generalizzata, senza un fattore scatenante specifico (come nell'ansia generalizzata).
- Attacco di panico: Gli attacchi di panico possono apparire all'improvviso, senza un motivo apparente, anche in situazioni di calma. A volte possono essere scatenati da un particolare stimolo, ma altre volte si manifestano senza preavviso.

6. Effetti a lungo termine

- Ansia: L'ansia prolungata può portare a stanchezza cronica, problemi di sonno, tensioni muscolari e un generale peggioramento della qualità della vita. Tuttavia, molte persone riescono a convivere con l'ansia, anche se in modo limitato.
- Attacco di panico: Gli attacchi di panico possono portare a un disturbo di panico, una condizione in cui la paura di avere un altro attacco diventa così forte da influenzare notevolmente la vita quotidiana. Questo può portare all'evitamento di situazioni o luoghi in cui si teme possa verificarsi un attacco, limitando gravemente la libertà di chi ne soffre.

Parte 1: Comprendere gli Attacchi di Panico

7. Gestione e trattamento

- Ansia: L'ansia può essere gestita attraverso diverse strategie, tra cui tecniche di rilassamento, esercizio fisico, terapia cognitivo-comportamentale (TCC) e, in alcuni casi, farmaci ansiolitici o antidepressivi. L'approccio è spesso a lungo termine e mira a ridurre i livelli di ansia e migliorare la capacità di affrontare le situazioni stressanti.
- Attacco di panico: Gli attacchi di panico richiedono un intervento mirato, come la TCC per identificare e modificare i pensieri distorti che scatenano gli attacchi, e tecniche di respirazione e rilassamento per gestire i sintomi fisici. In alcuni casi, possono essere prescritti farmaci per controllare l'intensità e la frequenza degli attacchi.

Conclusione

L'ansia e gli attacchi di panico condividono alcune caratteristiche, ma sono due fenomeni distinti.

L'ansia è una condizione più diffusa e continua, mentre gli attacchi di panico sono episodi acuti di terrore che possono essere estremamente debilitanti.

Entrambi possono avere un impatto significativo sulla vita di chi ne soffre, ma con il giusto supporto e trattamento, è possibile gestirli e vivere una vita piena e soddisfacente.

Gli attacchi di panico sono il risultato di una complessa interazione tra fattori genetici, biologici e ambientali. Sebbene non ci sia una causa unica che li scateni, diversi elementi contribuiscono alla loro comparsa. Ecco una panoramica delle principali cause degli attacchi di panico:

1. Fattori Genetici

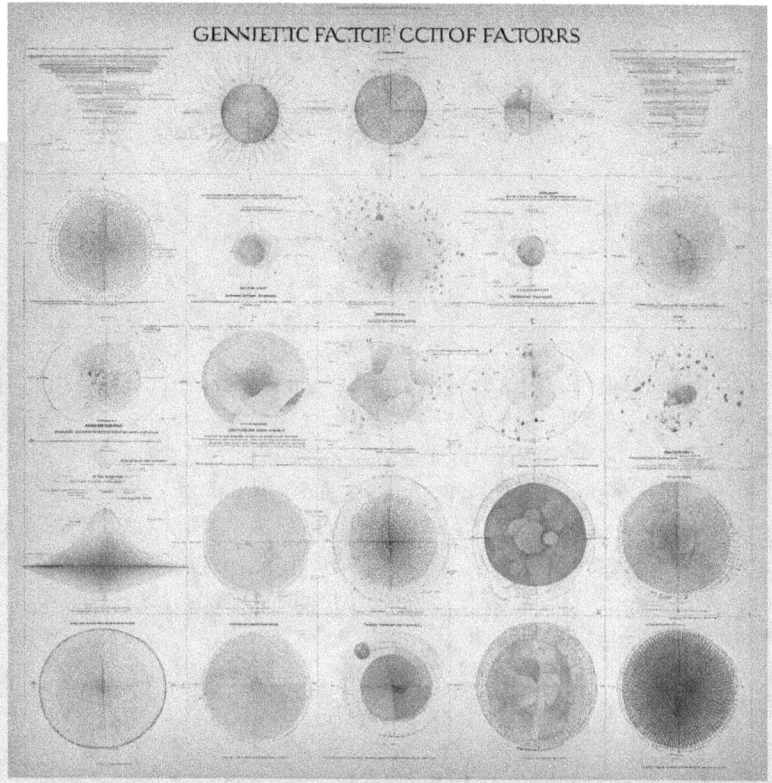

- Ereditarietà: Esistono evidenze che suggeriscono una predisposizione genetica agli attacchi di panico. Se uno o entrambi i genitori soffrono di disturbi di panico o di ansia, aumenta la probabilità che anche i figli possano sviluppare queste condizioni. Studi sui gemelli hanno mostrato che c'è una componente ereditaria significativa, anche se i geni specifici coinvolti non sono ancora stati identificati chiaramente.
- Vulnerabilità genetica: Anche se non tutti coloro che hanno una predisposizione genetica svilupperanno attacchi di panico, la genetica può influenzare la sensibilità del sistema nervoso e la risposta allo stress, aumentando il rischio di episodi di panico in presenza di altri fattori scatenanti.

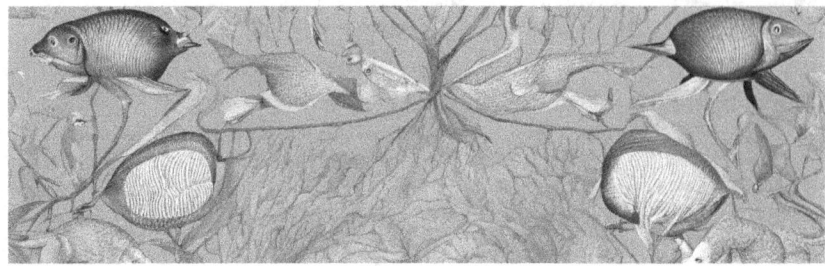

2. Fattori Biologici

- Neurotrasmettitori: Gli squilibri nei livelli di neurotrasmettitori come la serotonina, la norepinefrina e il GABA (acido gamma-aminobutirrico) possono contribuire agli attacchi di panico. Questi sostanze chimiche giocano un ruolo chiave nella regolazione dell'umore e della risposta allo stress. Ad esempio, una bassa attività di GABA può ridurre la capacità del cervello di calmarsi, rendendo una persona più suscettibile agli attacchi di panico.
- Funzionamento del cervello: Alcune ricerche hanno indicato che le persone con disturbo di panico potrebbero avere differenze nel funzionamento di certe aree del cervello, come l'amigdala e l'ippocampo, che sono coinvolte nella regolazione della paura e della risposta allo stress. L'amigdala, in particolare, è responsabile della risposta "lotta o fuga", e un'iperattività in questa regione può portare a reazioni di panico esagerate.
- Sistema nervoso autonomo: Chi soffre di attacchi di panico può avere un sistema nervoso autonomo ipersensibile, che reagisce in modo eccessivo agli stimoli esterni o interni. Questo può portare a una rapida attivazione della risposta "lotta o fuga", con conseguenti sintomi fisici come palpitazioni, sudorazione e tremori.
- Cambiamenti ormonali: Gli squilibri ormonali, come quelli legati al ciclo mestruale, alla gravidanza o alla menopausa, possono influenzare la frequenza e l'intensità degli attacchi di panico. Anche lo stress prolungato può influenzare i livelli di cortisolo, l'ormone dello stress, contribuendo alla predisposizione agli attacchi.

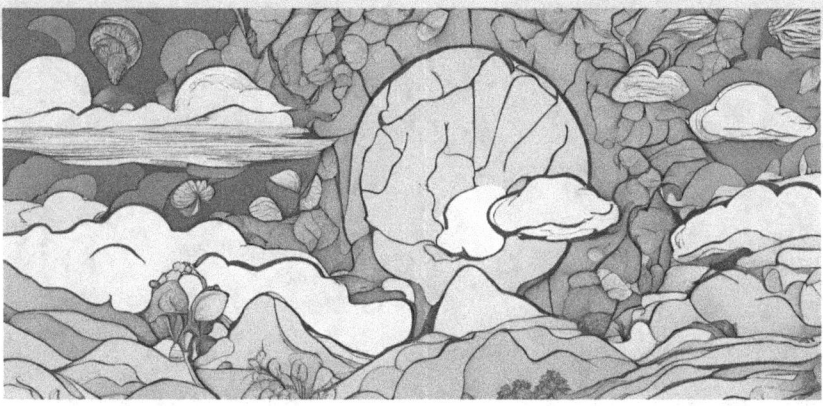

3. Fattori Ambientali

- Stress acuto o cronico: Gli eventi di vita stressanti, come un lutto, un divorzio, problemi finanziari o la perdita del lavoro, possono scatenare attacchi di panico, soprattutto in persone già predisposte. Anche lo stress cronico, come una situazione lavorativa difficile o problemi familiari, può accumularsi nel tempo e portare a episodi di panico.
- Esperienze traumatiche: Eventi traumatici, come abusi, incidenti o altre situazioni di vita pericolose, possono lasciare cicatrici psicologiche profonde. In alcuni casi, questi traumi possono manifestarsi sotto forma di attacchi di panico, spesso come una risposta ritardata al trauma stesso.
- Stili di vita: Alcuni fattori legati allo stile di vita possono aumentare il rischio di attacchi di panico. Ad esempio, l'uso eccessivo di caffeina o droghe stimolanti può innescare sintomi simili a quelli del panico, mentre la mancanza di sonno può ridurre la capacità del corpo di gestire lo stress.
- Condizionamento e apprendimento: Le persone che hanno vissuto attacchi di panico in determinate situazioni (come luoghi affollati o spazi chiusi) possono sviluppare una paura condizionata di quelle situazioni. Questo porta all'evitamento di certi luoghi o contesti, il che può intensificare l'ansia e predisporre a ulteriori attacchi.

Influenze sociali e culturali: Alcuni studi suggeriscono che anche le aspettative sociali e culturali possono influenzare il modo in cui le persone esperiscono e gestiscono gli attacchi di panico. Ad esempio, in culture dove c'è un forte stigma nei confronti dei disturbi mentali, le persone potrebbero essere più inclini a sviluppare sintomi fisici piuttosto che riconoscere la natura psicologica dell'attacco.

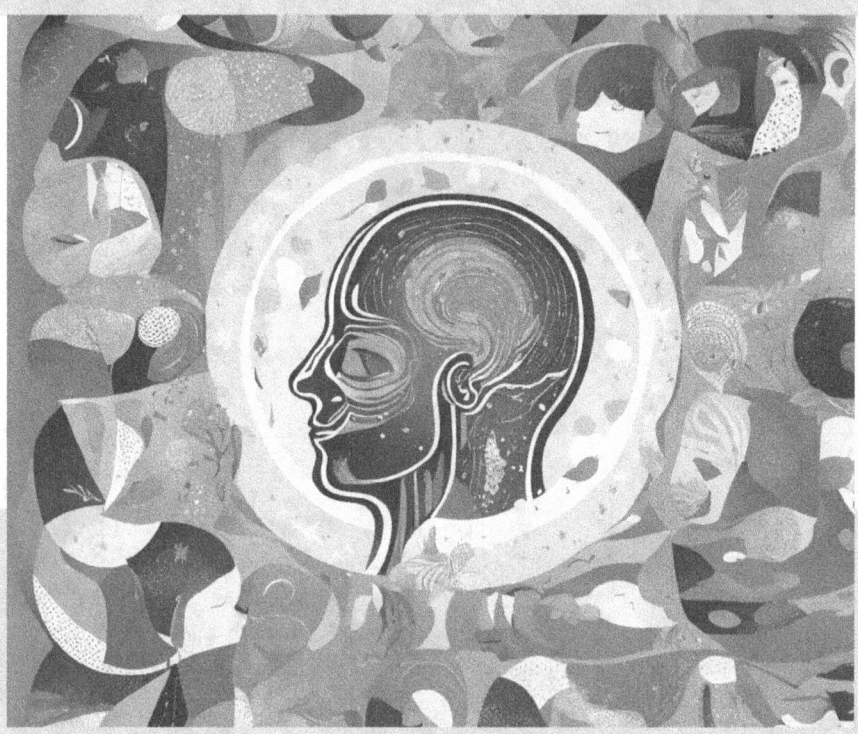

3. Fattori Psicologici

- Tratti di personalità: Alcune caratteristiche della personalità, come la tendenza al perfezionismo, l'alta sensibilità emotiva e l'introversione, possono aumentare la vulnerabilità agli attacchi di panico. Le persone con queste caratteristiche possono essere più inclini a preoccuparsi eccessivamente, a rimuginare su eventi negativi e a sentirsi sopraffatte in situazioni di stress.
- Paura della paura: Molte persone che hanno avuto un attacco di panico sviluppano una paura intensa di sperimentare un altro attacco, un fenomeno noto come "paura della paura". Questa preoccupazione costante può creare un circolo vizioso, dove l'ansia anticipatoria innesca ulteriori episodi di panico.

Gli attacchi di panico possono essere scatenati da una vasta gamma di eventi o situazioni, che variano da persona a persona. Alcuni eventi scatenanti comuni includono esperienze stressanti, cambiamenti di vita, o anche stimoli fisici che possono provocare reazioni di ansia estrema. Ecco una panoramica degli eventi scatenanti più comuni per gli attacchi di panico:

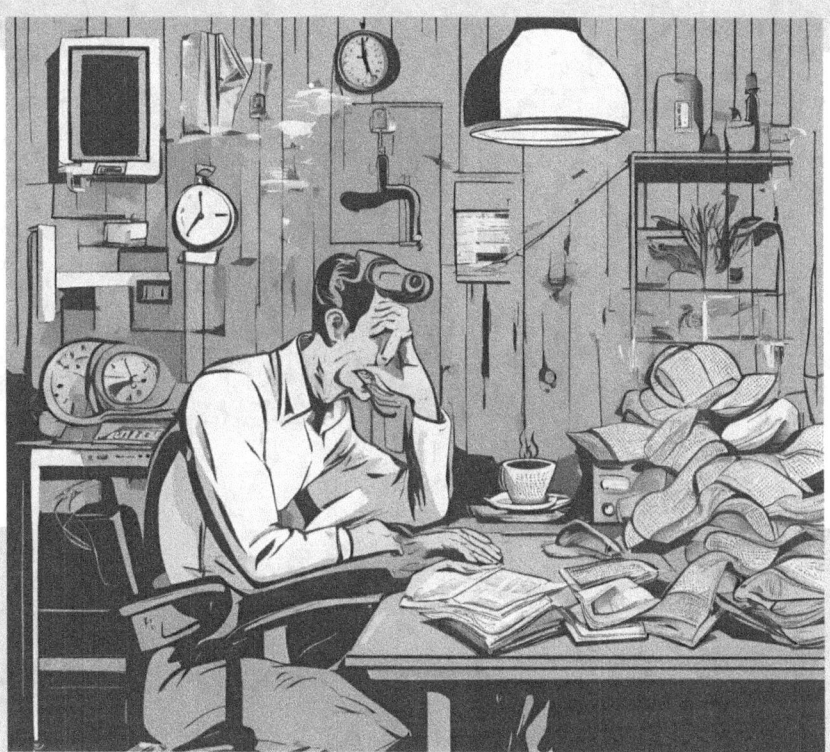

1. Stress e Pressioni della Vita Quotidiana

- Problemi lavorativi: Scadenze pressanti, conflitti con colleghi o superiori, la paura di perdere il lavoro o difficoltà a gestire le responsabilità lavorative possono causare stress intenso e scatenare attacchi di panico.
- Problemi finanziari: L'incertezza economica, come debiti o la paura di non poter pagare le bollette, può innescare un attacco di panico.
- Difficoltà relazionali: Conflitti con partner, amici o familiari, separazioni o divorzi possono portare a uno stato di ansia acuta che potrebbe sfociare in attacchi di panico.

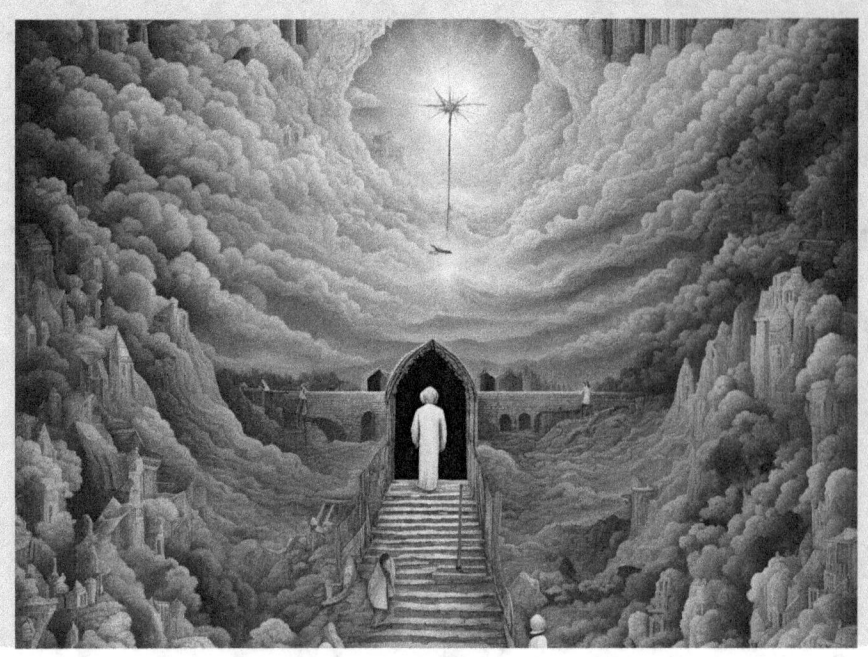

2. Traumi e Esperienze di Vita Negative

- Eventi traumatici: Incidenti stradali, aggressioni fisiche o sessuali, disastri naturali o la perdita improvvisa di una persona cara sono tra i fattori più comuni che possono scatenare attacchi di panico, soprattutto in persone con una predisposizione all'ansia.
- Abusi passati: Chi ha subito abusi fisici, emotivi o sessuali durante l'infanzia o in età adulta potrebbe sperimentare attacchi di panico come risposta ritardata al trauma.

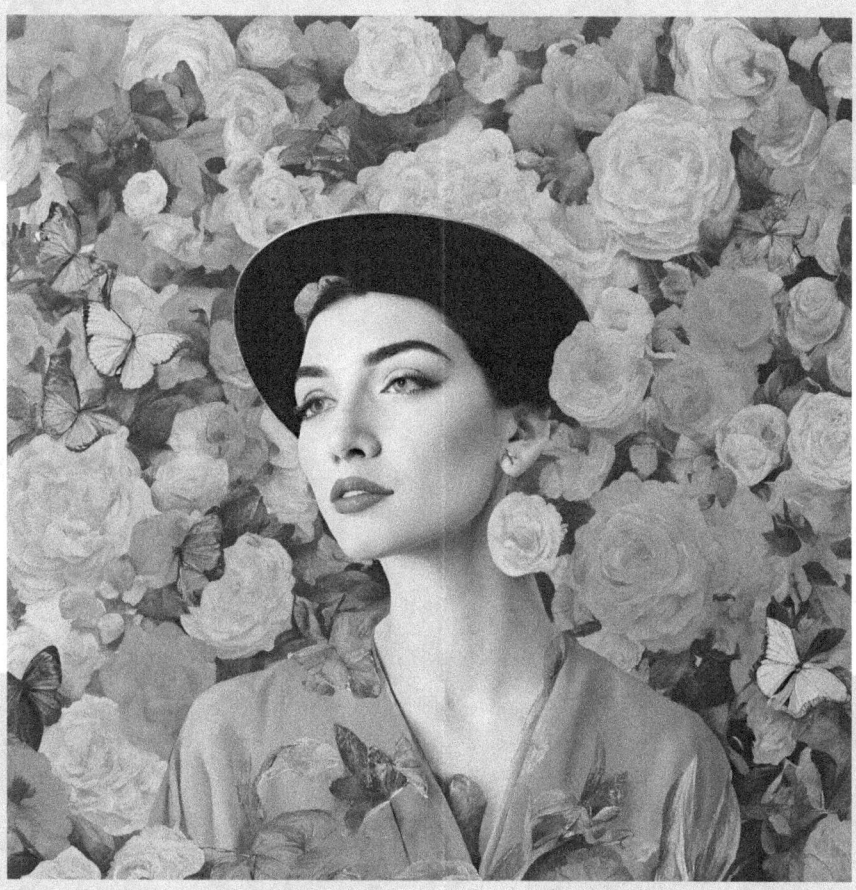

3. Cambiamenti di vita importanti

- Traslochi o cambi di ambiente: Anche se un trasloco o un cambiamento di vita può essere positivo, l'adattamento a nuove situazioni o ambienti può causare ansia, innescando attacchi di panico.
- Matrimonio o nascita di un figlio: Anche gli eventi felici, come il matrimonio o la nascita di un bambino, possono essere causa di attacchi di panico a causa delle nuove responsabilità e pressioni che comportano.
- Cambiamenti di carriera: Iniziare un nuovo lavoro o perdere una posizione lavorativa può scatenare sentimenti di insicurezza e paura del futuro, portando a episodi di panico.

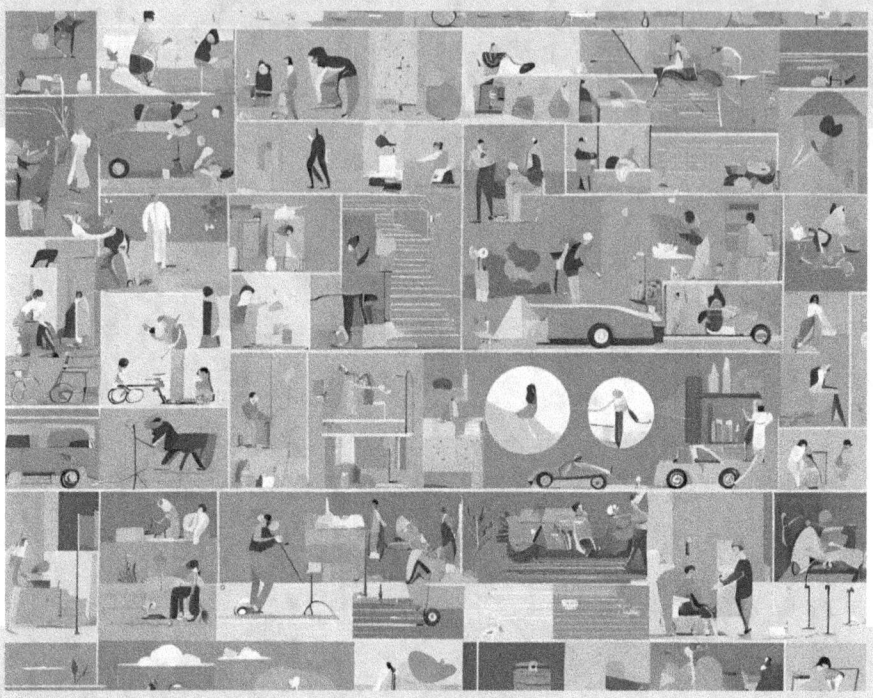

4. Condizioni mediche e stimoli fisici

- Problemi di salute: Malattie croniche o l'insorgenza improvvisa di sintomi fisici inspiegabili (ad esempio, dolore al petto o vertigini) possono far temere la presenza di una condizione medica grave, scatenando un attacco di panico.
- Disturbi del sonno: La privazione del sonno o un ciclo sonno-veglia irregolare può aumentare i livelli di stress e la vulnerabilità agli attacchi di panico.
- Consumo di sostanze: L'uso eccessivo di caffeina, alcol, droghe stimolanti (come la cocaina) o l'astinenza da queste sostanze possono provocare sintomi fisici simili a quelli di un attacco di panico e scatenare episodi di panico.
- Squilibri ormonali: Cambiamenti nei livelli ormonali, come quelli che si verificano durante il ciclo mestruale, la gravidanza, o la menopausa, possono aumentare l'ansia e il rischio di attacchi di panico.

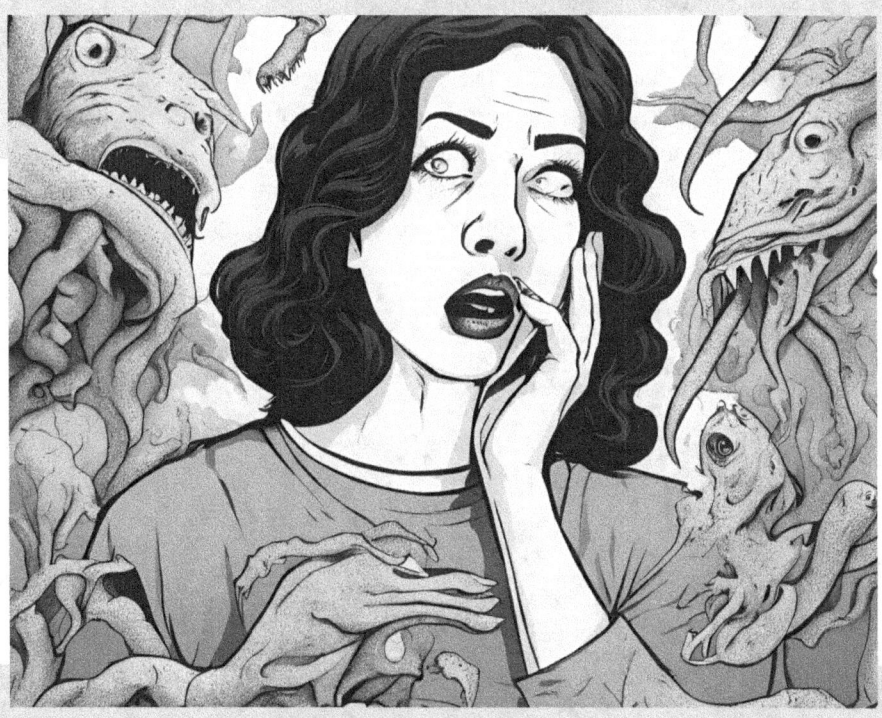

5. Fobie e situazioni specifiche

- Agorafobia: La paura di trovarsi in situazioni in cui sarebbe difficile o imbarazzante fuggire (come spazi affollati o chiusi) può portare a un attacco di panico, spesso per l'ansia anticipatoria associata alla situazione stessa.
- Paura di volare: Chi soffre di aerofobia (paura di volare) può sperimentare un attacco di panico quando deve salire su un aereo o anche solo all'idea di farlo.
- Claustrofobia: Essere intrappolati in spazi stretti o affollati può innescare attacchi di panico nelle persone che soffrono di questa fobia.

6. Fattori Psicologici e Interpersonali

- Aspettative sociali e pressioni: Situazioni in cui una persona si sente giudicata o sotto pressione, come parlare in pubblico, esami, o eventi sociali importanti, possono scatenare attacchi di panico.
- Solitudine e isolamento: Sentirsi soli o isolati socialmente può portare a un aumento dell'ansia, che potrebbe culminare in un attacco di panico.

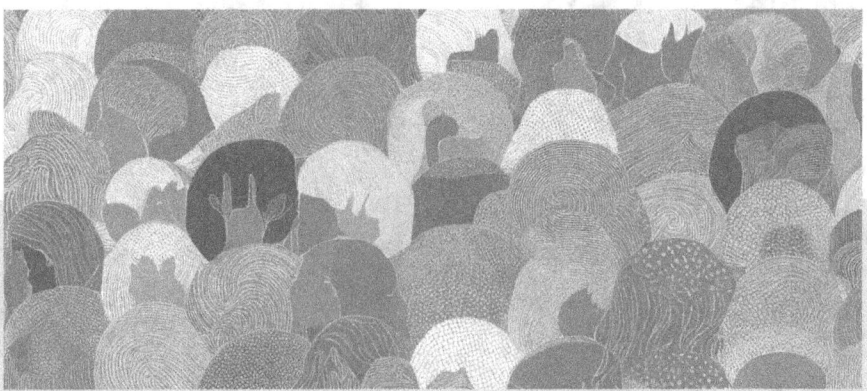

7. Ansia Anticipatoria

- Paura di avere un altro attacco di panico: Spesso, la paura di sperimentare un altro attacco può diventare essa stessa un fattore scatenante. Questo ciclo di paura e ansia può creare una situazione in cui gli attacchi di panico diventano più frequenti.

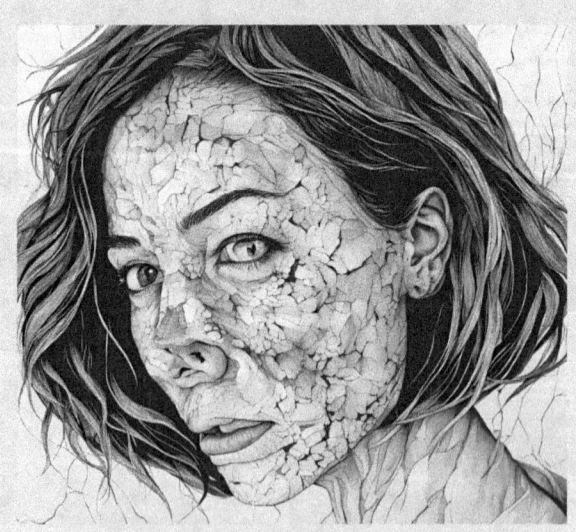

- Paura di avere un altro attacco di panico: Spesso, la paura di sperimentare un altro attacco può diventare essa stessa un fattore scatenante. Questo ciclo di paura e ansia può creare una situazione in cui gli attacchi di panico diventano più frequenti.

Gli attacchi di panico e i disturbi correlati sono stati oggetto di numerosi studi scientifici negli ultimi decenni. La ricerca su questo tema ha spaziato dalla genetica e la neurobiologia alla psicologia e l'efficacia dei trattamenti. Ecco una panoramica dei principali studi e ricerche scientifiche sugli attacchi di panico:

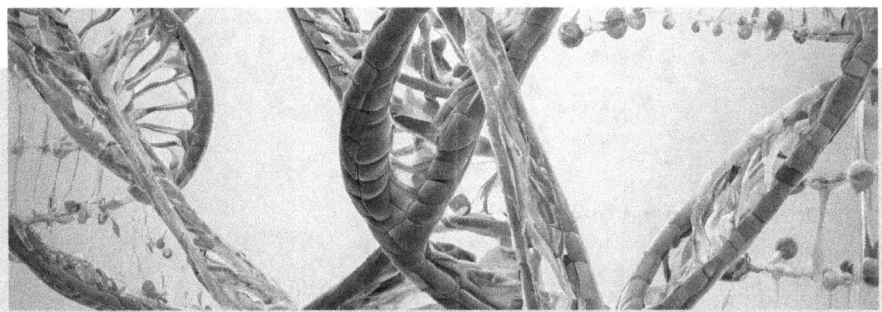

1. Ricerche Genetiche e Studi di Gemelli

- Paura di avere un altro attacco di panico: Spesso, la paura di sperimentare un altro attacco può diventare essa stessa un fattore scatenante. Questo ciclo di paura e ansia può creare una situazione in cui gli attacchi di panico diventano più frequenti.
- Ereditarietà degli Attacchi di Panico: Studi sui gemelli hanno dimostrato che c'è una componente genetica significativa negli attacchi di panico. Uno studio classico condotto nel 1998 da Torgersen e collaboratori ha rilevato che i gemelli monozigoti (che condividono il 100% del loro DNA) avevano una concordanza più alta per il disturbo di panico rispetto ai gemelli dizigoti (che condividono solo il 50% del DNA). Questo suggerisce che la predisposizione genetica svolge un ruolo importante, anche se non esclusivo.
- Identificazione di geni specifici: Ricerche successive hanno cercato di identificare geni specifici associati agli attacchi di panico. Alcuni studi hanno evidenziato il ruolo dei geni legati alla regolazione della serotonina e altri neurotrasmettitori, come il gene del trasportatore della serotonina (5-HTTLPR). Tuttavia, la genetica degli attacchi di panico è complessa e coinvolge probabilmente l'interazione di molti geni diversi.

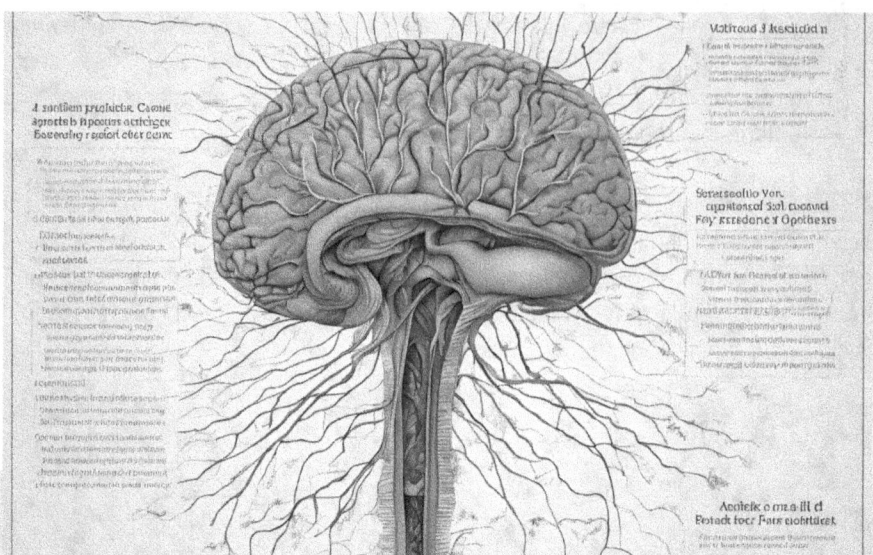

2. Neurobiologia degli Attacchi di Panico

- Disfunzioni dell'Amigdala e del Sistema Limbico: Studi di neuroimaging hanno identificato l'amigdala, una regione del cervello coinvolta nella regolazione della paura, come un'area chiave negli attacchi di panico. Ricerche condotte da neuropsichiatri come Antonio Damasio hanno dimostrato che l'iperattività dell'amigdala può innescare una risposta di panico, anche in assenza di un pericolo reale.

- Disfunzioni della Regolazione Serotoninergica: Altri studi hanno esplorato il ruolo della serotonina, un neurotrasmettitore che regola l'umore e l'ansia. Il sistema serotoninergico è stato trovato disfunzionale in alcune persone con disturbo di panico, e farmaci che modulano la serotonina (come gli SSRI - inibitori selettivi della ricaptazione della serotonina) sono stati efficaci nel ridurre i sintomi.

- Circuiti della Paura e del Panico: Una ricerca pubblicata nel 2007 su "Biological Psychiatry" ha approfondito come i circuiti cerebrali coinvolti nella paura e nell'ansia, inclusi il talamo, l'amigdala e il locus coeruleus, siano iperattivi nelle persone che soffrono di attacchi di panico, contribuendo alla sintomatologia.

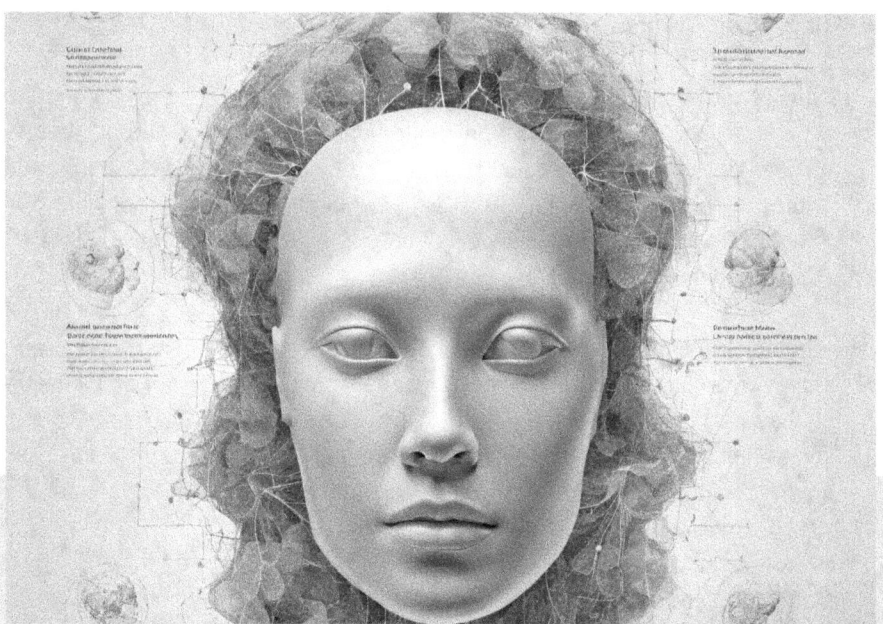

3. Teorie Psicologiche e Modelli Cognitivi

- Teoria dell'Appraisal Cognitivo: Secondo questa teoria, sviluppata da autori come David Clark, gli attacchi di panico sono innescati da una valutazione errata e catastrofica dei sintomi corporei. Ad esempio, una normale accelerazione del battito cardiaco può essere interpretata come un segno di un imminente attacco di cuore, scatenando così un attacco di panico.
- Teoria del Condizionamento: Basata sul lavoro di Barlow e altri, questa teoria suggerisce che gli attacchi di panico possono svilupparsi attraverso un processo di condizionamento classico, in cui uno stimolo neutro viene associato a una risposta di paura. Ad esempio, se una persona ha un attacco di panico in un ascensore, potrebbe associare gli ascensori con il panico, sviluppando così una fobia.
- Ansia Anticipatoria: Studi psicologici hanno dimostrato che la paura di avere un altro attacco di panico (ansia anticipatoria) può effettivamente aumentare la probabilità che si verifichi un attacco. Questo fenomeno è stato descritto da vari autori, tra cui Richard Zinbarg, come un circolo vizioso che rafforza il disturbo di panico.

4. Efficacia dei Trattamenti

- Terapia Cognitivo-Comportamentale (TCC): Numerosi studi hanno dimostrato che la TCC è uno dei trattamenti più efficaci per il disturbo di panico. Una meta-analisi pubblicata nel 2011 su "Behaviour Research and Therapy" ha mostrato che la TCC è particolarmente efficace nel ridurre la frequenza e l'intensità degli attacchi di panico, nonché l'ansia anticipatoria e i comportamenti di evitamento.

- Farmaci Antidepressivi e Ansiolitici: Gli inibitori selettivi della ricaptazione della serotonina (SSRI) e i farmaci benzodiazepinici sono stati ampiamente studiati per il trattamento degli attacchi di panico. Gli SSRI, in particolare, sono risultati efficaci nel lungo termine, mentre le benzodiazepine sono utili nel trattamento a breve termine degli episodi acuti, come evidenziato da uno studio pubblicato su "The Lancet Psychiatry" nel 2014.

- Mindfulness e Terapie Basate sulla Consapevolezza: Studi recenti hanno esplorato l'efficacia della mindfulness e delle terapie basate sulla consapevolezza per il disturbo di panico. Uno studio del 2010 pubblicato su "Journal of Anxiety Disorders" ha mostrato che la mindfulness può ridurre i sintomi di panico e migliorare la qualità della vita, soprattutto quando combinata con la TCC.

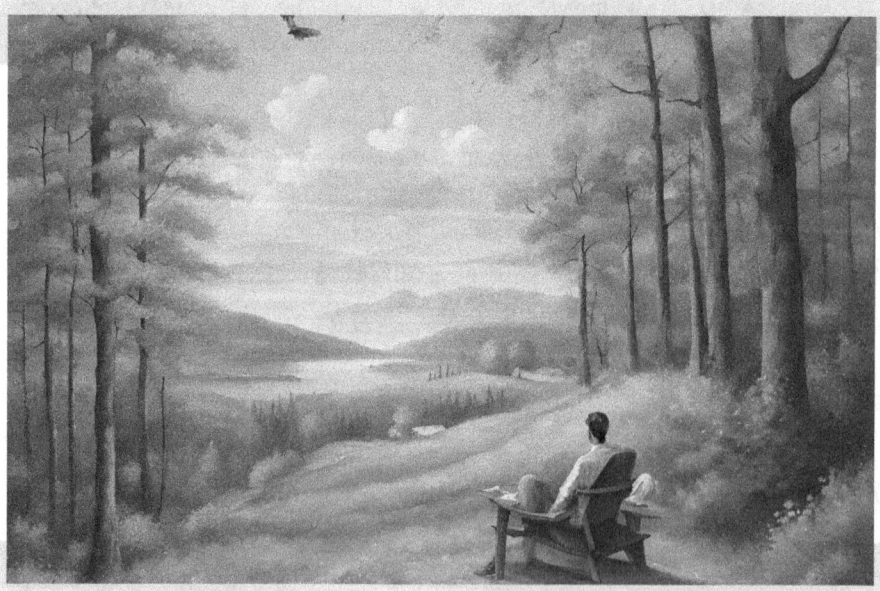

5. Fattori Ambientali e Culturali

- Impatto dello Stress Sociale: Ricerche hanno dimostrato che l'ambiente sociale e le esperienze di vita possono influenzare significativamente il rischio di sviluppare attacchi di panico. Uno studio condotto nel 2002 su una popolazione urbana ha trovato che eventi di vita stressanti, come la disoccupazione o problemi finanziari, aumentano il rischio di attacchi di panico.

- Differenze Culturali: Gli studi hanno anche evidenziato che la prevalenza e la manifestazione degli attacchi di panico possono variare tra culture diverse. Ad esempio, un articolo pubblicato su "Culture, Medicine, and Psychiatry" ha dimostrato che in alcune culture, i sintomi somatici (come il dolore al petto) possono essere più prominenti rispetto ai sintomi psicologici (come la paura di morire).

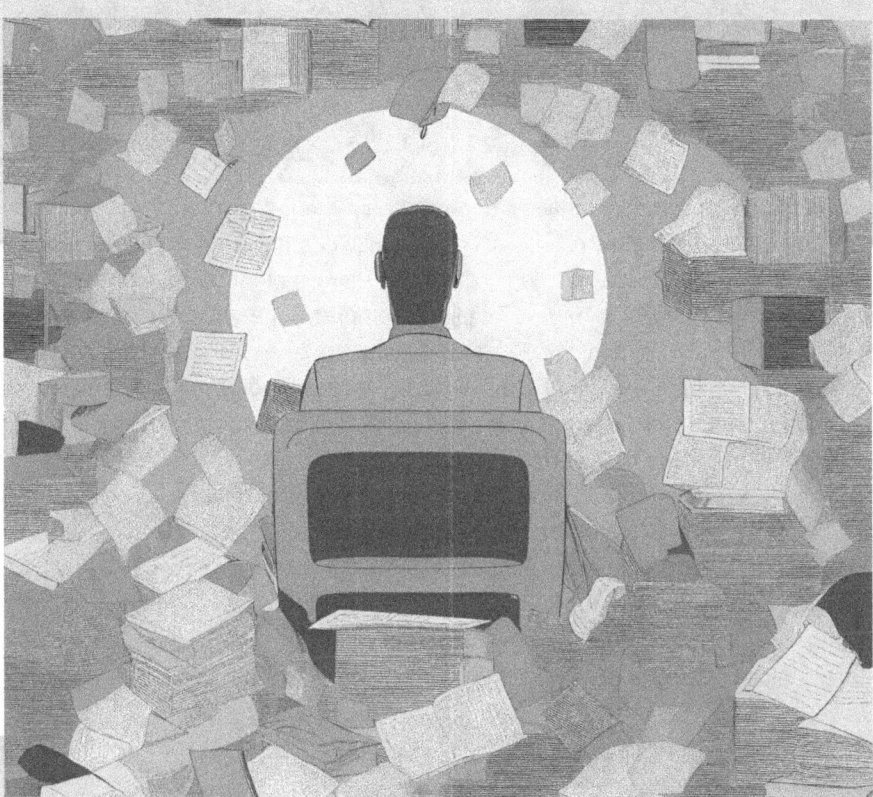

6. Ricerche sul Long COVID e Ansia/Panico

- Pandemia e Aumento degli Attacchi di Panico: La pandemia di COVID-19 ha stimolato nuove ricerche sugli effetti a lungo termine del virus, inclusi i sintomi di ansia e panico. Uno studio pubblicato nel 2022 ha rilevato un aumento significativo dei disturbi di panico tra le persone che hanno sperimentato forme gravi di COVID-19 o che soffrono di Long COVID. Lo stress associato alla malattia e l'isolamento sociale sono stati identificati come fattori contributivi.

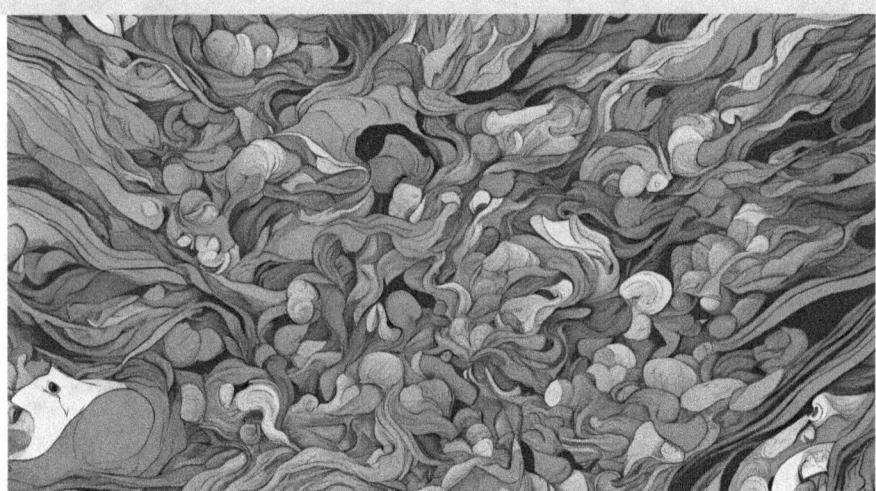

La ricerca scientifica sugli attacchi di panico ha fatto enormi progressi, chiarendo molti aspetti genetici, neurobiologici e psicologici di questa condizione. Sebbene ci sia ancora molto da scoprire, i risultati finora ottenuti hanno portato a trattamenti più efficaci e a una migliore comprensione di come prevenire e gestire gli attacchi di panico. Gli studi continuano a esplorare nuovi approcci terapeutici, inclusi interventi basati sulla consapevolezza e tecniche di rilassamento, offrendo speranza per un futuro in cui il disturbo di panico possa essere affrontato con maggiore successo.

L'ansia è una risposta naturale del corpo allo stress, progettata per proteggere e preparare l'individuo a situazioni potenzialmente pericolose. Tuttavia, quando diventa persistente e sproporzionata rispetto agli stimoli, può evolvere in un disturbo d'ansia. Lo sviluppo e il mantenimento dell'ansia dipendono da una complessa interazione di fattori biologici, psicologici e ambientali. Ecco una panoramica dettagliata di come si sviluppa e si mantiene l'ansia:

1. Fattori Biologici

- Genetica: La predisposizione genetica gioca un ruolo cruciale nello sviluppo dell'ansia. Le persone con una storia familiare di disturbi d'ansia hanno un rischio maggiore di sviluppare sintomi d'ansia. Gli studi sui gemelli suggeriscono che circa il 30-50% della varianza nei disturbi d'ansia può essere attribuito a fattori genetici.

- Neurotrasmettitori: Squilibri nei livelli di neurotrasmettitori come serotonina, dopamina e norepinefrina sono associati all'ansia. La serotonina, in particolare, è coinvolta nella regolazione dell'umore, e bassi livelli possono contribuire a stati d'ansia. Anche il GABA (acido gamma-aminobutirrico), un neurotrasmettitore inibitorio, è fondamentale; una sua riduzione può portare a una maggiore eccitabilità del sistema nervoso centrale, favorendo l'ansia.

- Sistema Nervoso Autonomo: Un sistema nervoso autonomo ipersensibile può predisporre una persona a rispondere in modo esagerato agli stimoli stressanti, mantenendo uno stato costante di ansia. In particolare, l'iperattività del sistema simpatico (responsabile della risposta "lotta o fuga") può essere un fattore chiave.

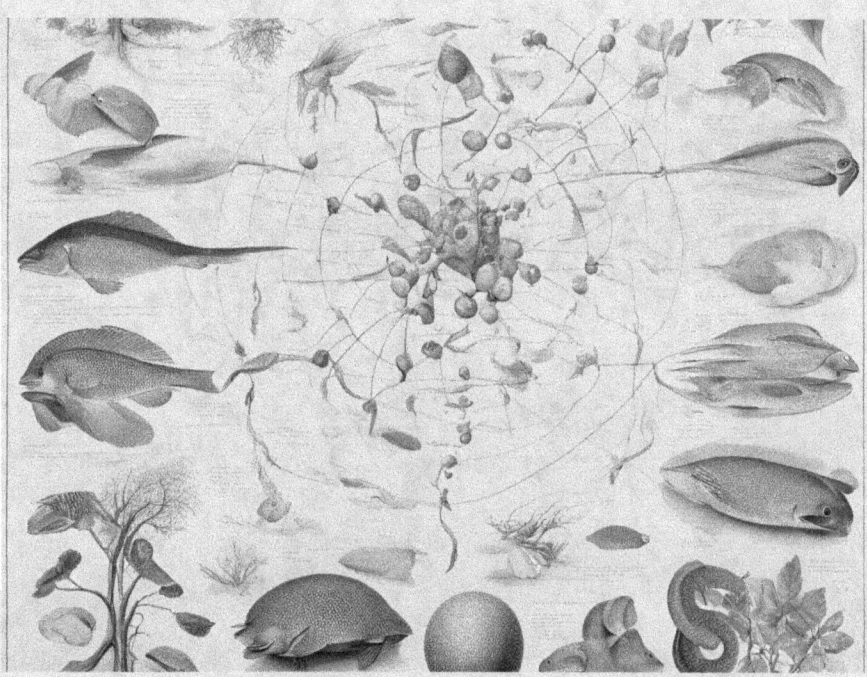

1. **Fattori Psicologici**

- Esperienze di Vita Precoce: Traumi infantili, abusi, o l'esposizione a situazioni di grave stress in tenera età possono influenzare lo sviluppo dell'ansia. Questi eventi possono condizionare la percezione del mondo come un luogo pericoloso, portando a una vigilanza costante.

- Cognizioni Distorte: Le persone con ansia tendono a interpretare in modo negativo e catastrofico situazioni neutre o ambigue. Ad esempio, possono interpretare un lieve malessere fisico come un segno di una grave malattia, alimentando un ciclo di preoccupazioni.

- Perfezionismo e Bisogno di Controllo: Il desiderio di avere tutto sotto controllo e il perfezionismo possono contribuire all'ansia. Quando le cose non vanno secondo i piani, queste persone possono sentirsi sopraffatte dall'incertezza, innescando l'ansia.

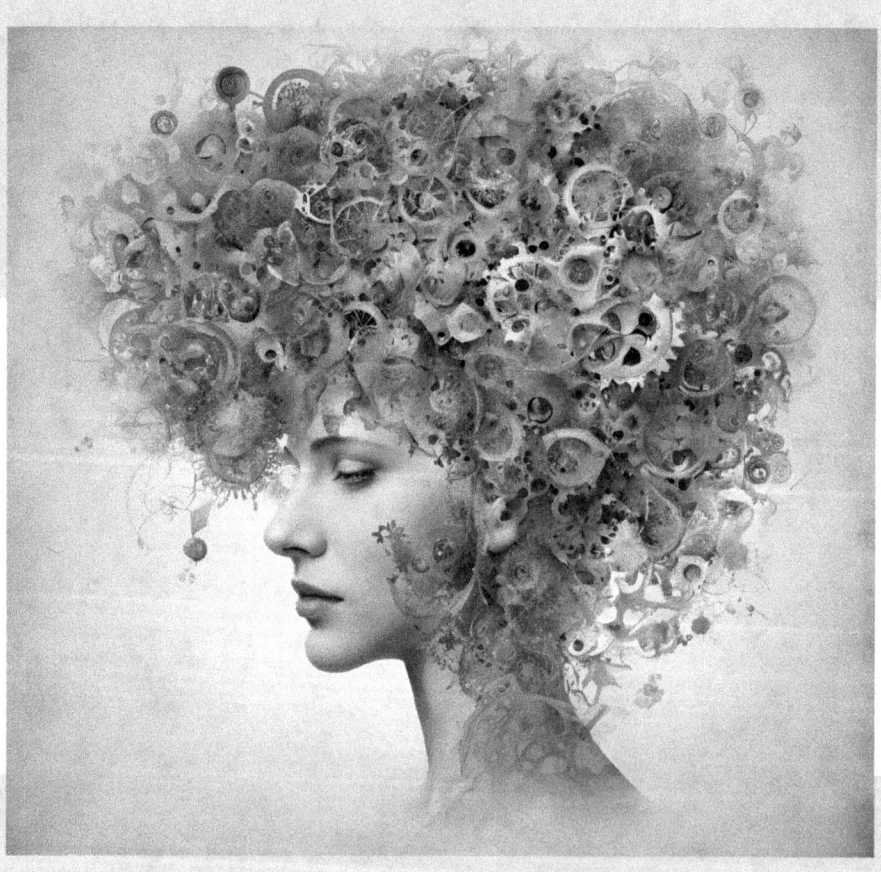

3. Condizionamento e Apprendimento

- Condizionamento Classico: L'ansia può svilupparsi attraverso il condizionamento classico, un processo in cui un evento neutro viene associato a una risposta di paura. Ad esempio, se una persona ha un attacco di panico in un ascensore, può sviluppare ansia ogni volta che si trova in ascensore, temendo un nuovo attacco.

- Condizionamento Operante: L'ansia può essere mantenuta dal condizionamento operante, in cui i comportamenti di evitamento (es. evitare situazioni che causano ansia) sono rinforzati perché riducono temporaneamente il disagio. Tuttavia, questo rinforzo negativo impedisce di affrontare e superare l'ansia, perpetuando il ciclo ansioso.

- Apprendimento Osservazionale: Le persone possono sviluppare ansia osservando comportamenti ansiosi negli altri, specialmente in contesti familiari. Se un bambino vede i genitori reagire con ansia a certe situazioni, è probabile che impari a rispondere nello stesso modo.

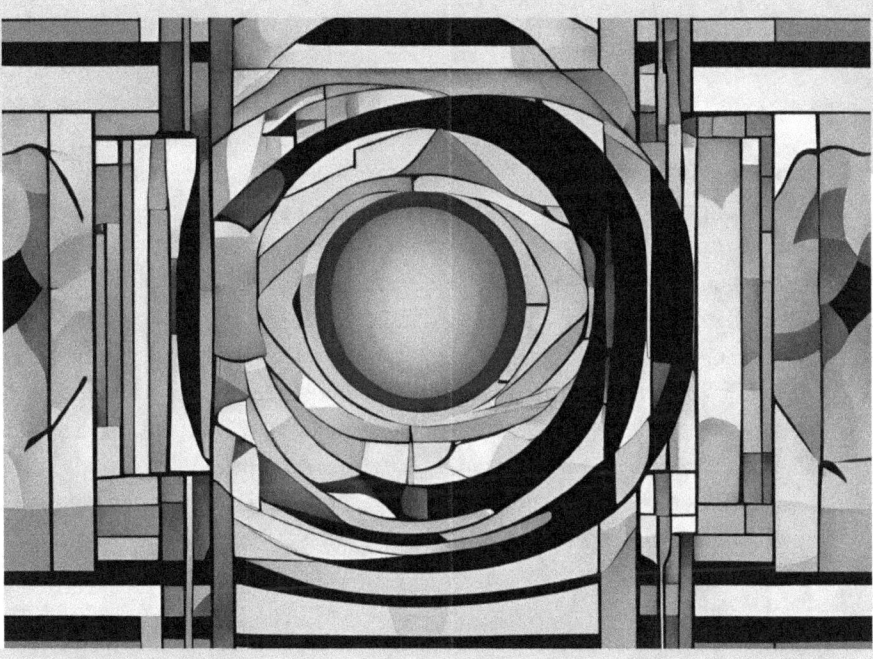

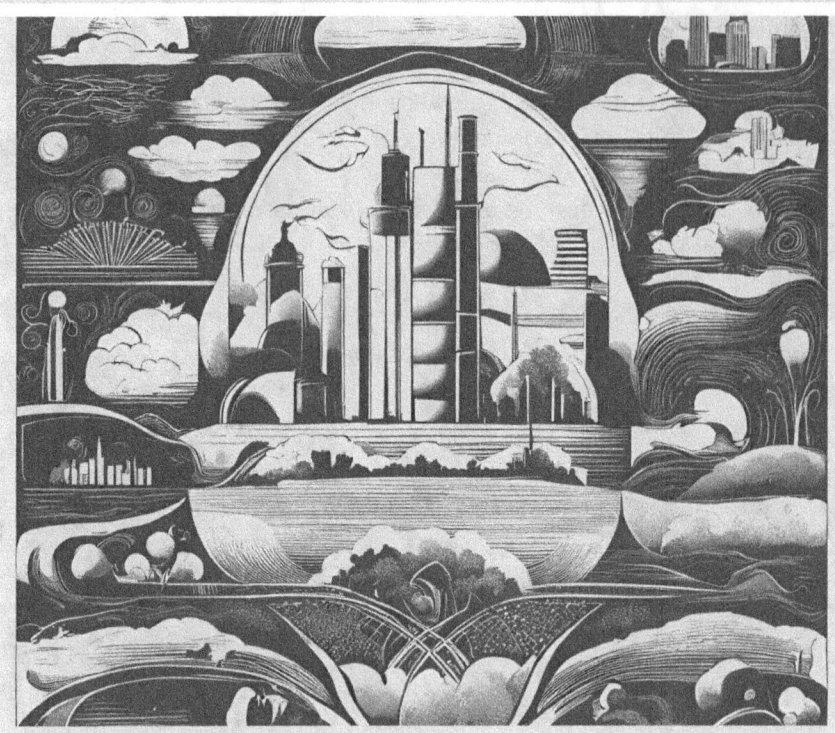

4. Fattori Ambientali

- Stress Cronico: Esposizione prolungata a situazioni stressanti, come problemi finanziari, conflitti familiari, o pressioni lavorative, può contribuire allo sviluppo e al mantenimento dell'ansia. Lo stress cronico altera il funzionamento dell'asse ipotalamo-ipofisi-surrene (HPA), aumentando i livelli di cortisolo, l'ormone dello stress, che può peggiorare l'ansia.
- Cambiamenti di Vita: Eventi significativi, come un trasloco, un cambiamento di lavoro, la nascita di un figlio o la perdita di una persona cara, possono innescare l'ansia. Anche le esperienze positive, come il matrimonio, possono essere stressanti e contribuire allo sviluppo dell'ansia.
- Isolamento Sociale: La mancanza di supporto sociale può amplificare l'ansia. Le persone che si sentono sole o isolate tendono a preoccuparsi di più e hanno meno risorse per affrontare lo stress.

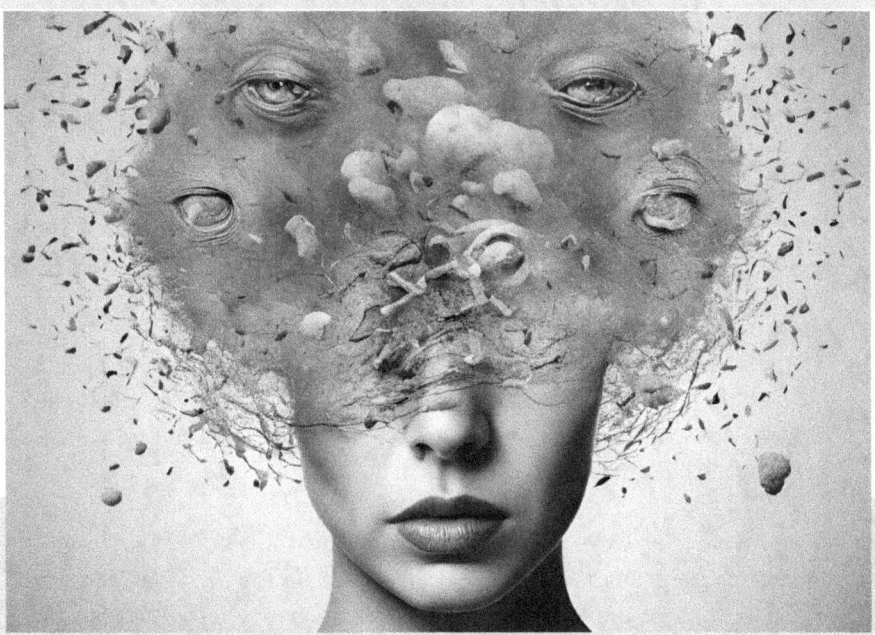

5. Mantenimento dell'Ansia

- Ansia Anticipatoria: Una volta che l'ansia si sviluppa, può mantenersi attraverso un fenomeno chiamato ansia anticipatoria. Le persone iniziano a preoccuparsi costantemente di eventi futuri, temendo che possano verificarsi situazioni ansiogene. Questa preoccupazione costante alimenta l'ansia, creando un circolo vizioso.

- Evitamento: Come accennato, l'evitamento delle situazioni che provocano ansia offre un sollievo temporaneo, ma rinforza l'ansia nel lungo termine. Questo comportamento impedisce alla persona di affrontare le proprie paure, mantenendo il disturbo d'ansia.

- Rimuginio: Il rimuginio, ovvero la tendenza a ripetere continuamente pensieri negativi, è un altro fattore che contribuisce al mantenimento dell'ansia. Le persone con ansia spesso si concentrano su ipotetici scenari catastrofici, aggravando il loro stato emotivo.

- Sovrastimolazione: L'ansia può anche essere mantenuta da una continua esposizione a stimoli stressanti. Ad esempio, un costante bombardamento di notizie negative dai media o l'uso eccessivo dei social media possono alimentare sentimenti di insicurezza e ansia.

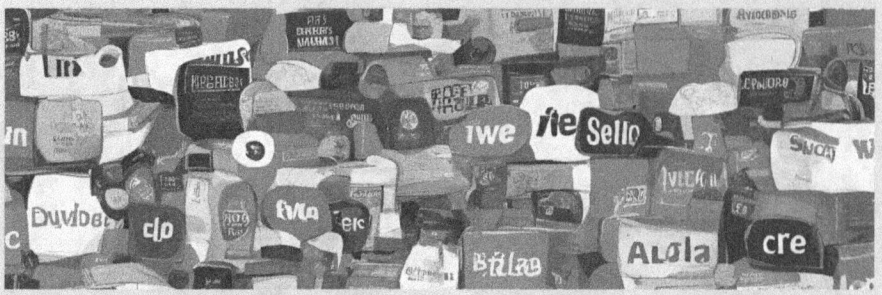

6. Fattori Culturali e Sociali

- Norme Culturali: In alcune culture, esprimere l'ansia o parlare apertamente di problemi mentali è stigmatizzato. Questo può portare a un accumulo di ansia non gestita, che si manifesta in forme più gravi.

- Influenza dei Media: L'esposizione a immagini, notizie o rappresentazioni che promuovono la paura e l'insicurezza può contribuire allo sviluppo dell'ansia. Ad esempio, la copertura mediatica di pandemie, guerre o disastri naturali può esacerbare i sentimenti di ansia nelle persone predisposte.

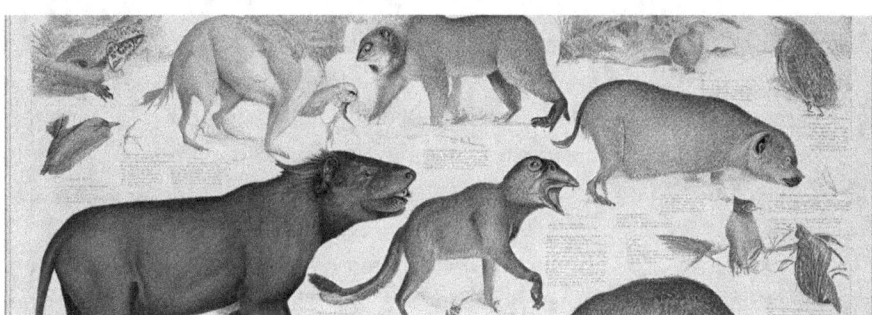

7. Aspetti Evolutivi

- Risposta di Sopravvivenza: Dal punto di vista evolutivo, l'ansia è stata una risposta adattativa progettata per proteggere l'individuo da pericoli imminenti. Tuttavia, in un contesto moderno, questa risposta può diventare disfunzionale, poiché i pericoli non sono sempre fisici e immediati, ma spesso psicologici e a lungo termine.

- Vigilanza eccessiva: Le persone con un temperamento ansioso possono essere più inclini a percepire minacce, anche quando non ci sono, mantenendo uno stato costante di allerta. Questa ipervigilanza può contribuire a mantenere l'ansia nel tempo.

Conclusione

L'ansia si sviluppa attraverso una complessa interazione di fattori genetici, biologici, psicologici e ambientali. Una volta innescata, l'ansia può mantenersi e persino intensificarsi attraverso meccanismi di condizionamento, evitamento e rimuginio. Sebbene l'ansia possa essere debilitante, è possibile gestirla attraverso interventi psicologici e, se necessario, farmacologici. La comprensione dei fattori che contribuiscono allo sviluppo e al mantenimento dell'ansia è cruciale per trovare strategie efficaci di trattamento e migliorare la qualità della vita.

I pensieri e le emozioni giocano un ruolo centrale nello sviluppo, nel mantenimento e nella gestione dell'ansia. Comprendere come questi due elementi si intrecciano e influenzano l'ansia è essenziale per affrontare il disturbo in modo efficace. Vediamo in dettaglio il loro ruolo:

1. Il Ruolo dei Pensieri nell'Ansia

- Pensieri Distorti e Catastrofici: Uno degli aspetti chiave dell'ansia è la presenza di pensieri distorti, spesso caratterizzati da una valutazione esagerata e catastrofica delle situazioni. Ad esempio, un piccolo errore sul lavoro può essere percepito come un disastro imminente, con pensieri del tipo "Sarò licenziato", "Non troverò mai un altro lavoro" o "La mia carriera è finita". Questi pensieri catastrofici alimentano l'ansia, creando un ciclo di preoccupazione.
- Bias Cognitivi: Le persone con ansia tendono a interpretare le situazioni in modo negativo a causa di bias cognitivi, come l'attenzione selettiva ai pericoli e la tendenza a prevedere il peggio. Ad esempio, possono concentrarsi esclusivamente sugli aspetti negativi di un evento, ignorando qualsiasi segnale positivo, rinforzando così le loro paure.
- Rimuginio: Il rimuginio è il pensiero ripetitivo e incessante su eventi passati o futuri, spesso accompagnato da una sensazione di impotenza. Le persone ansiose rimuginano su possibili errori, scenari futuri catastrofici o situazioni in cui temono di essere giudicate negativamente. Questo perpetua l'ansia e impedisce di affrontare la realtà in modo costruttivo.
- Ansia Anticipatoria: I pensieri legati all'ansia anticipatoria sono quelli che riguardano preoccupazioni future. Una persona può passare molto tempo a immaginare situazioni negative che potrebbero accadere, anche se sono improbabili. Questo tipo di pensieri alimenta l'ansia e porta a comportamenti di evitamento, come evitare situazioni sociali o decisioni importanti per paura di fallire o essere criticati.

2. Il Ruolo delle Emozioni nell'Ansia

- **Paura:** La paura è l'emozione primaria che sta alla base dell'ansia. Mentre la paura è una risposta immediata a una minaccia reale, l'ansia è spesso una risposta più diffusa e prolungata a minacce percepite o immaginate. La paura può trasformarsi in ansia quando la mente inizia a preoccuparsi continuamente di possibili pericoli futuri.
- **Emozioni Negative:** Le persone ansiose spesso sperimentano un'ampia gamma di emozioni negative, come tristezza, rabbia, frustrazione e vergogna. Queste emozioni possono intensificare l'ansia, soprattutto se non vengono riconosciute o gestite in modo appropriato. Ad esempio, la vergogna per un fallimento percepito può portare a un aumento dell'ansia sociale.
- **Sensibilità alla Critica:** Le emozioni legate alla paura del giudizio e della critica da parte degli altri possono essere particolarmente potenti nelle persone con ansia sociale. La preoccupazione per l'opinione altrui può diventare così opprimente che l'individuo evita situazioni sociali o prova un'intensa ansia quando si trova in esse.
- **Autocritica:** L'ansia è spesso alimentata da un'emozione di profonda autocritica. Le persone con ansia tendono a essere molto severe con se stesse, punendosi mentalmente per piccoli errori o imperfezioni. Questa autocritica può generare sentimenti di inadeguatezza e fallimento, rinforzando l'ansia.

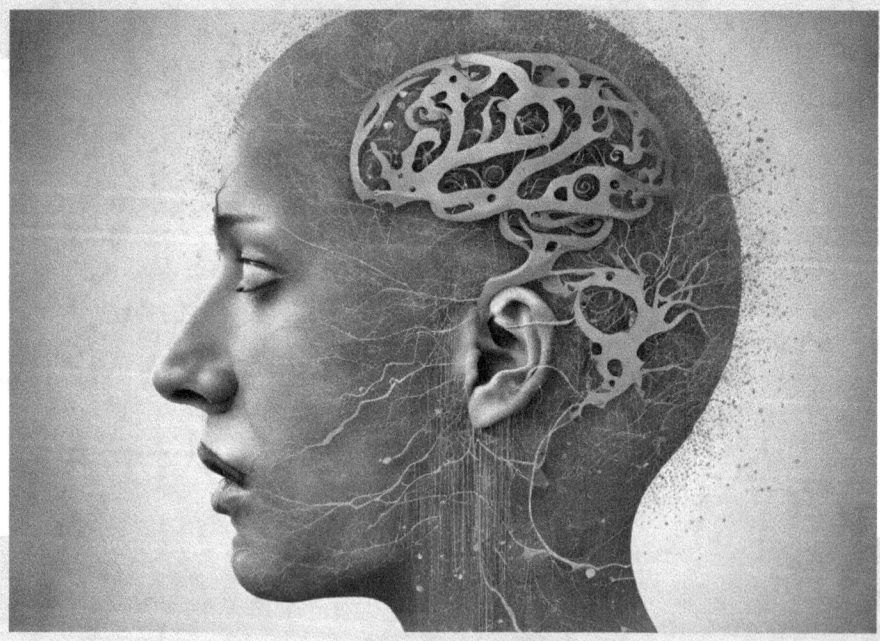

3. L'Interazione tra Pensieri ed Emozioni

- Circolo Vizioso: I pensieri e le emozioni si influenzano a vicenda in un ciclo continuo che può rafforzare l'ansia. Ad esempio, un pensiero catastrofico ("Non supererò mai questo esame") può innescare un'emozione di paura o disperazione. Questa emozione, a sua volta, rafforza il pensiero negativo, portando a un ulteriore aumento dell'ansia.
- Sintonizzazione Emotiva: Le persone ansiose sono spesso molto sensibili alle proprie emozioni e a quelle degli altri. Questa sintonizzazione può portare a un aumento dell'ansia, poiché l'individuo può percepire emozioni negative anche quando non ci sono minacce reali. Ad esempio, una leggera irritazione percepita in una conversazione può essere interpretata come una grave disapprovazione, causando ansia sociale.
- Evitamento Emotivo: Per evitare di sperimentare emozioni negative intense, le persone con ansia possono ricorrere a strategie di evitamento, come evitare situazioni che potrebbero causare stress o distrarsi con attività compulsive. Tuttavia, queste strategie spesso peggiorano l'ansia nel lungo termine, poiché non permettono di affrontare e risolvere i problemi alla radice.

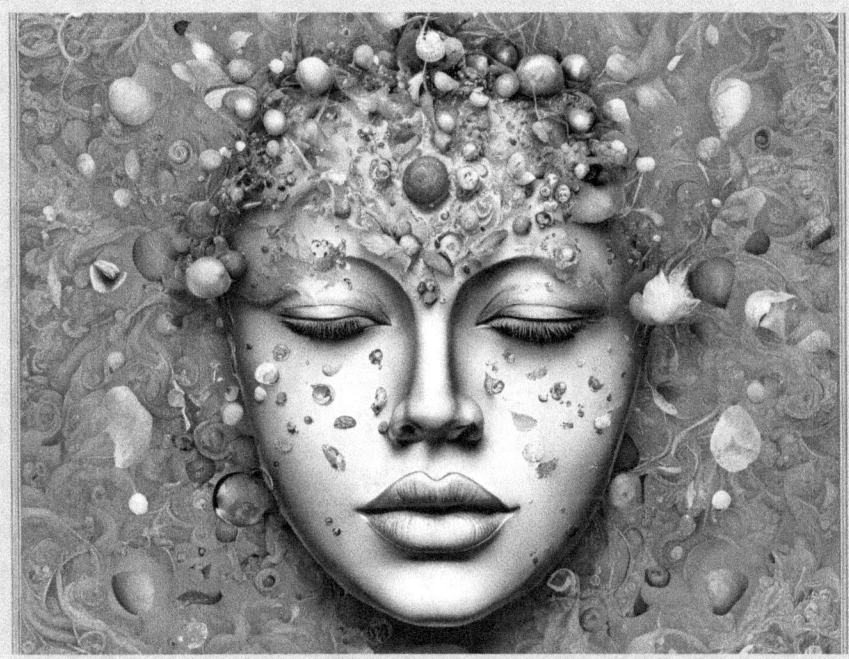

4. L'Importanza della Consapevolezza e della Regolazione Emotiva

- Consapevolezza dei Pensieri: Una delle prime tappe per affrontare l'ansia è sviluppare la consapevolezza dei propri pensieri. Spesso, le persone non si rendono conto dei pensieri negativi automatici che attraversano la loro mente. Imparare a identificare e sfidare questi pensieri è un passo cruciale verso la gestione dell'ansia.

- Accettazione delle Emozioni: Accettare le emozioni anziché evitarle o combatterle può aiutare a ridurre l'ansia. Le tecniche di mindfulness e di accettazione, come quelle utilizzate nella Terapia dell'Accettazione e Impegno (ACT), insegnano a riconoscere le emozioni senza giudicarle, permettendo di ridurre la loro intensità.

- Regolazione Emotiva: La regolazione emotiva è la capacità di gestire e rispondere alle emozioni in modo appropriato. Per le persone con ansia, sviluppare strategie di regolazione emotiva può includere tecniche come la respirazione profonda, la meditazione, l'esercizio fisico o il journaling, che possono aiutare a calmare la mente e ridurre l'ansia.

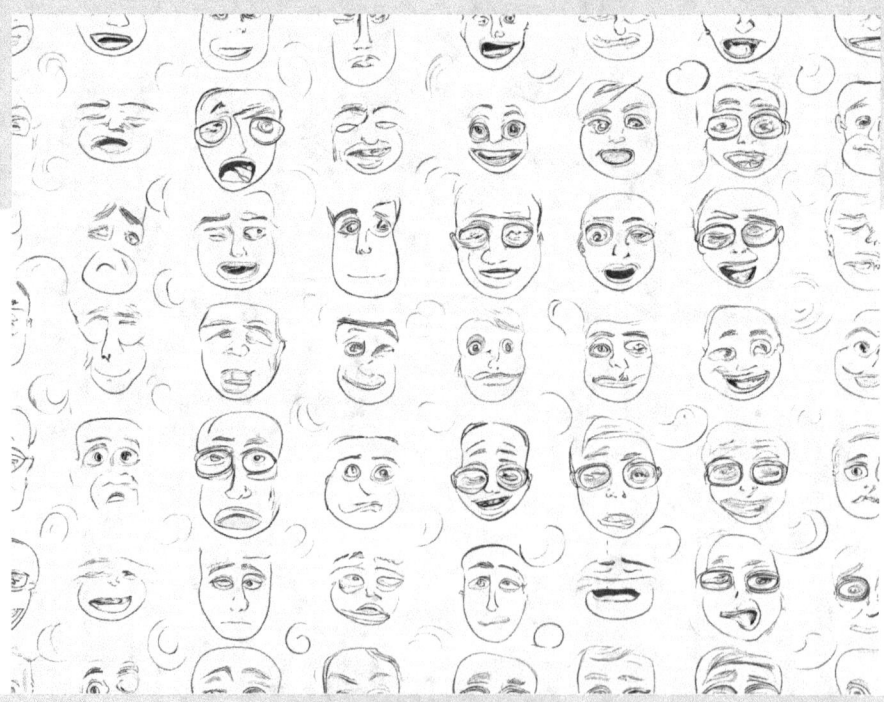

5. Modelli Terapeutici che Integrano Pensieri ed Emozioni

- Terapia Cognitivo-Comportamentale (TCC): La TCC è una delle terapie più efficaci per l'ansia, poiché si concentra sia sui pensieri che sulle emozioni. Attraverso tecniche di ristrutturazione cognitiva, la TCC aiuta a identificare e modificare i pensieri distorti che alimentano l'ansia, mentre le tecniche comportamentali aiutano a ridurre l'evitamento e a esporre gradualmente la persona alle situazioni temute.

- Terapia Focalizzata sulle Emozioni (EFT): Questa terapia si concentra sull'elaborazione delle emozioni negative e sul miglioramento della consapevolezza emotiva. L'EFT aiuta le persone a esplorare e comprendere le loro emozioni, facilitando un cambiamento emotivo che può ridurre l'ansia.

- Mindfulness e Meditazione: Le tecniche di mindfulness, che promuovono la consapevolezza del momento presente senza giudizio, sono state ampiamente studiate e si sono rivelate efficaci nel ridurre l'ansia. Queste tecniche insegnano a osservare i pensieri e le emozioni senza essere travolti da essi, creando uno spazio di calma e accettazione.

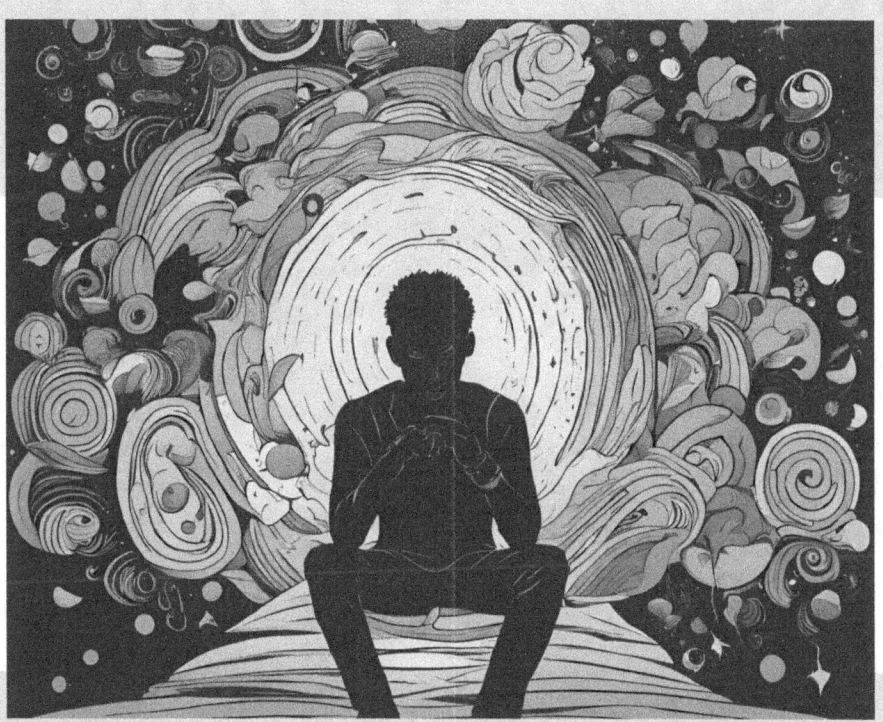

Conclusione

I pensieri e le emozioni sono componenti fondamentali dell'ansia e si influenzano reciprocamente in modi complessi. I pensieri distorti, catastrofici e il rimuginio possono alimentare emozioni negative come la paura e la vergogna, creando un ciclo vizioso che perpetua l'ansia. Tuttavia, attraverso la consapevolezza, l'accettazione delle emozioni e la ristrutturazione dei pensieri, è possibile interrompere questo ciclo e gestire l'ansia in modo più efficace. Le terapie integrate che affrontano sia i pensieri che le emozioni sono strumenti potenti per aiutare le persone a vivere una vita più serena e appagante, riducendo l'impatto dell'ansia sul loro benessere quotidiano.

Tecniche di Respirazione

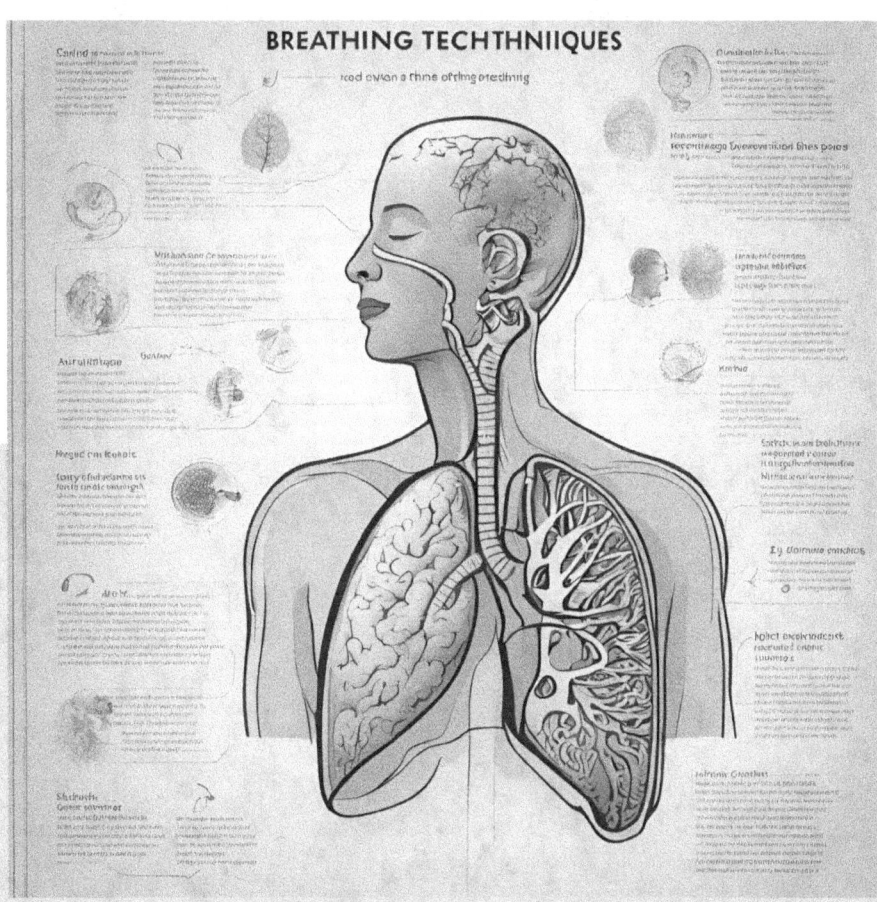

Introduzione:

La respirazione è uno strumento potente che può essere utilizzato per gestire immediatamente gli attacchi di ansia e panico. Quando siamo in preda all'ansia, il nostro respiro tende a diventare rapido e superficiale, alimentando ulteriormente la sensazione di panico. In questo capitolo, esploreremo tecniche di respirazione specifiche che possono aiutare a calmare il sistema nervoso, ridurre lo stress e ristabilire l'equilibrio mentale.

1. Respirazione Diaframmatica

Descrizione: La respirazione diaframmatica, o respirazione profonda, coinvolge il diaframma e incoraggia una respirazione più lenta e profonda. Questa tecnica aiuta a ridurre immediatamente la tensione e può essere praticata ovunque.

Esecuzione

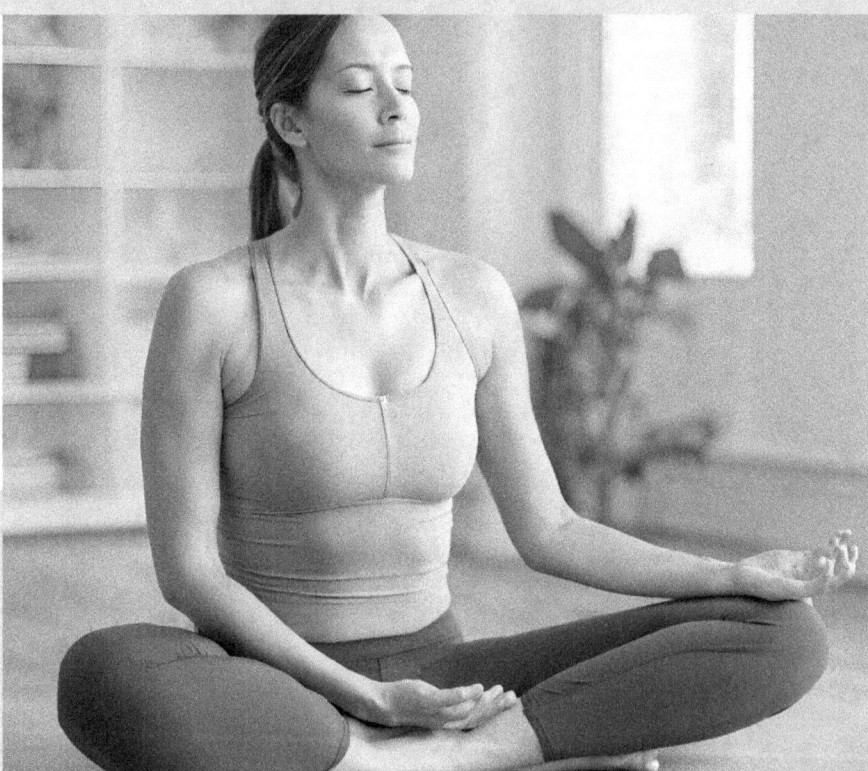

- **Siediti in una posizione comoda o sdraiati.**
- **Poni una mano sul petto e l'altra sull'addome.**
- **Inspira lentamente attraverso il naso, assicurandoti che l'addome si sollevi più del petto.**
- **Espira lentamente attraverso la bocca, lasciando che l'addome si abbassi.**
- **Ripeti per 5-10 minuti.**

Benefici: Riduce la frequenza cardiaca, promuove il rilassamento e aiuta a interrompere il ciclo dell'ansia.

2. Tecnica del 4-7-8

Descrizione: Questa tecnica di respirazione è stata sviluppata per calmare rapidamente il sistema nervoso e favorire il rilassamento. Si basa su un ritmo specifico di inspirazione, trattenimento e espirazione.

Esecuzione:

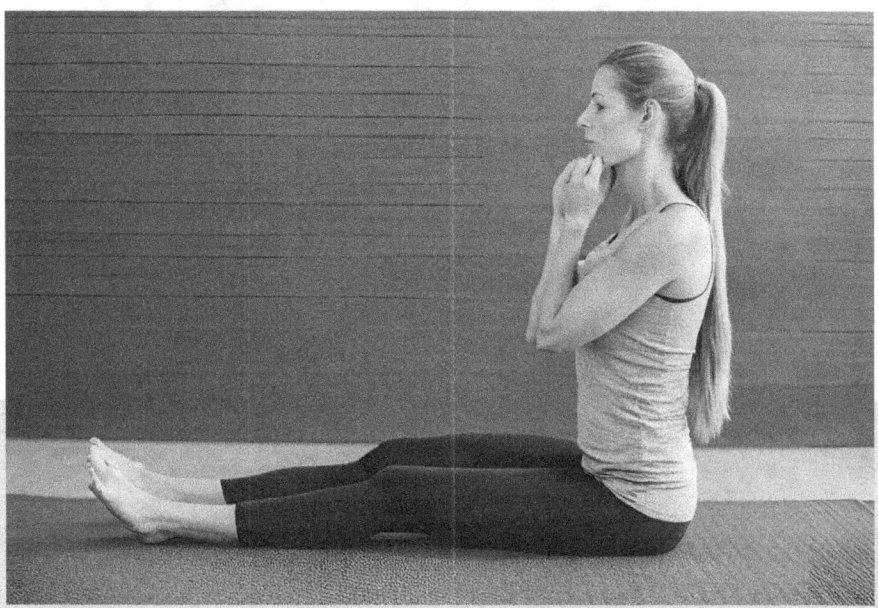

- Inspira lentamente attraverso il naso per 4 secondi.
- Trattieni il respiro per 7 secondi.
- Espira completamente attraverso la bocca per 8 secondi, emettendo un leggero suono.
- Ripeti il ciclo per 4-8 volte.

Benefici: Riduce lo stress, abbassa la pressione sanguigna e aiuta a ritrovare la calma durante un attacco di panico.

3. Respirazione Alternata (Nadi Shodhana)

Descrizione: Questa tecnica, proveniente dalla tradizione yoga, consiste nel respirare alternando le narici. È particolarmente efficace per bilanciare il sistema nervoso e ridurre l'ansia.

Esecuzione:

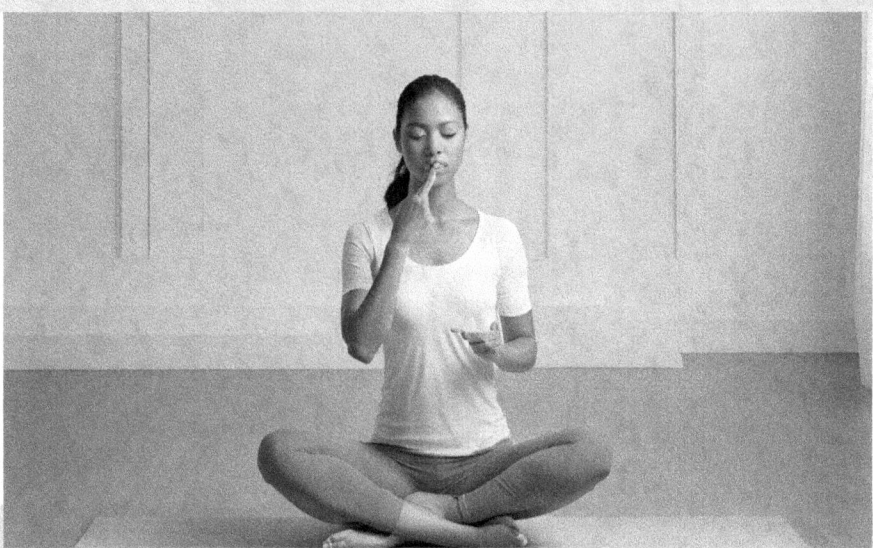

- Siediti in una posizione comoda.
- Usa il pollice destro per chiudere la narice destra.
- Inspira lentamente attraverso la narice sinistra.
- Chiudi la narice sinistra con l'anulare destro e rilascia la narice destra.
- Espira attraverso la narice destra.
- Inspira attraverso la narice destra, chiudi con il pollice e rilascia la narice sinistra.
- Espira attraverso la narice sinistra.
- Ripeti per 5-10 minuti.

Benefici: Bilancia i due emisferi cerebrali, promuove la calma e riduce lo stress.

4. Respirazione Con Conto

Descrizione: Questa tecnica semplice, ma efficace, prevede di contare i secondi durante l'inspirazione e l'espirazione per creare un ritmo stabile e calmante.

Esecuzione:

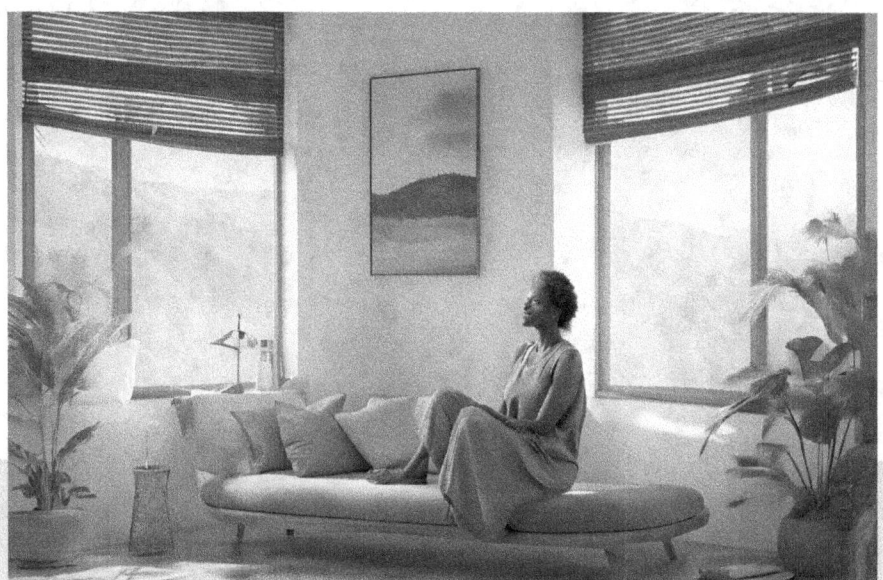

- **Inspira lentamente contando fino a 4.**
- **Espira lentamente contando fino a 6.**
- **Prova a prolungare l'espirazione per 2 secondi rispetto all'inspirazione.**
- **Continua per 5-10 minuti.**

Benefici: Riequilibra la respirazione, calma il sistema nervoso e aiuta a spezzare i pensieri ansiosi.

5. Tecnica di Visualizzazione e Respirazione

Descrizione: Questa tecnica combina la respirazione con la visualizzazione per promuovere il rilassamento. Può essere particolarmente utile per distogliere la mente dai pensieri ansiogeni.

Esecuzione:

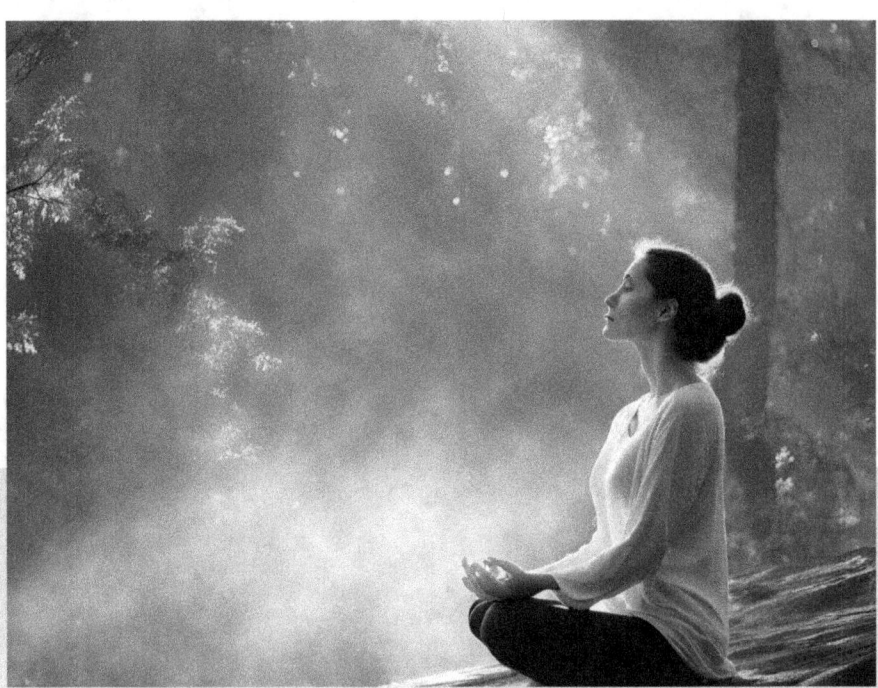

- Siediti o sdraiati in una posizione confortevole.
- Inspira lentamente e profondamente, immaginando di inspirare una luce calmante.
- Espira lentamente, immaginando di espellere l'ansia sotto forma di un fumo scuro.
- Continua questa visualizzazione per 5-10 minuti.

Benefici: Aiuta a ridurre l'ansia, favorisce il rilassamento mentale e migliora la concentrazione.

Benefici delle Tecniche di Respirazione

Le tecniche di respirazione descritte in questo capitolo offrono numerosi benefici, sia a livello fisico che mentale. Di seguito, esploreremo alcuni dei vantaggi principali associati alla pratica regolare di queste tecniche.

1. Riduzione dell'Ansia e dello Stress

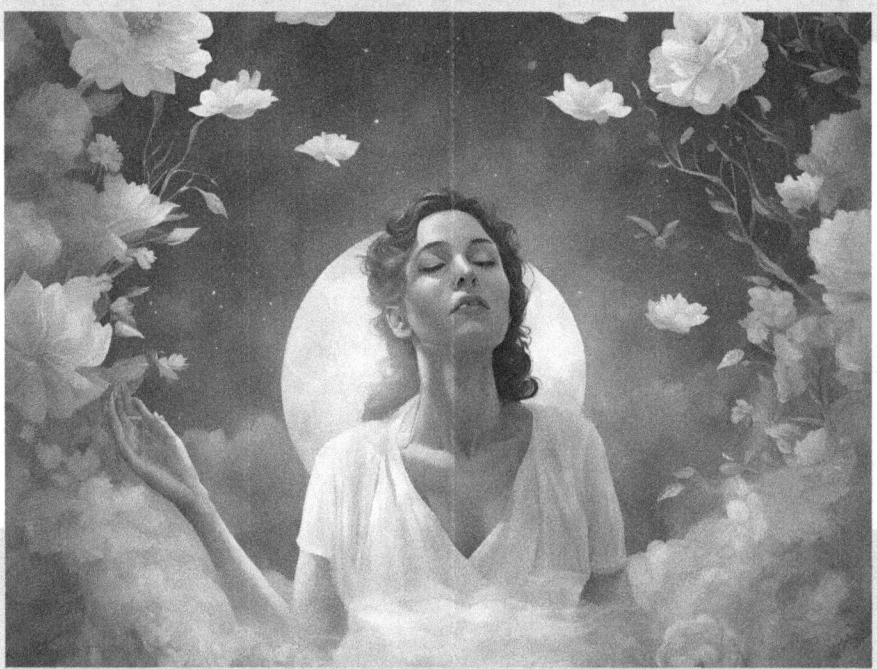

Le tecniche di respirazione, come la respirazione diaframmatica e la tecnica del 4-7-8, sono scientificamente comprovate per ridurre l'ansia. Quando respiriamo in modo controllato e profondo, il nostro corpo riceve un segnale per rilassarsi, riducendo i livelli di cortisolo, l'ormone dello stress. Questo aiuta a calmare immediatamente la mente e il corpo, interrompendo il ciclo dell'ansia.

Esempio pratico: Marta, una studentessa universitaria, ha iniziato a praticare la respirazione diaframmatica ogni giorno prima degli esami. "Prima, mi sentivo sopraffatta dallo stress. Ma dopo aver praticato la respirazione profonda per una settimana, ho notato che i miei livelli di ansia si sono drasticamente ridotti, e sono riuscita a concentrarmi meglio sugli studi."

2. Miglioramento della Qualità del Sonno

Le tecniche di respirazione, in particolare la tecnica del 4-7-8, possono essere utili per migliorare la qualità del sonno. Questo metodo aiuta a calmare la mente e rallentare il battito cardiaco, rendendo più facile addormentarsi e mantenere un sonno profondo.

Esempio pratico:Giovanni, un impiegato, soffriva di insonnia a causa del suo lavoro stressante. Dopo aver iniziato a utilizzare la tecnica del 4-7-8 ogni sera prima di andare a letto, ha notato un netto miglioramento. "Ora mi addormento molto più rapidamente e mi sveglio riposato. Non pensavo che qualcosa di così semplice potesse fare una tale differenza!"

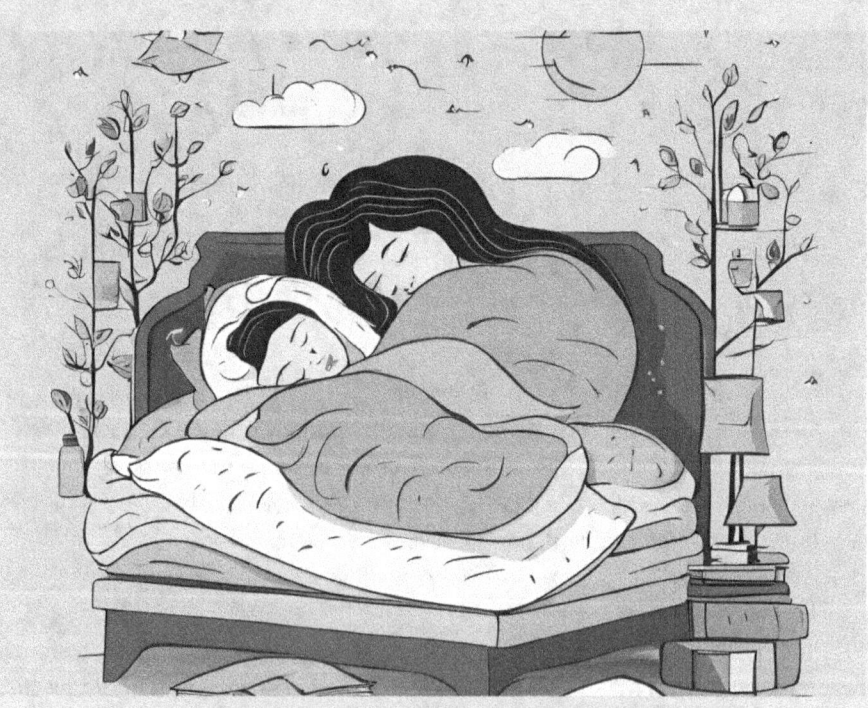

3. Regolazione del Sistema Nervoso

La respirazione alternata (Nadi Shodhana) è nota per bilanciare il sistema nervoso autonomo, riducendo l'attivazione del sistema nervoso simpatico (che causa la risposta di "lotta o fuga") e stimolando il sistema nervoso parasimpatico (che promuove il rilassamento). Questo equilibrio è fondamentale per mantenere la calma e la concentrazione, specialmente durante situazioni stressanti.

Esempio pratico:Laura, una professionista impegnata, usava Nadi Shodhana prima di presentazioni importanti al lavoro. "Prima mi sentivo sempre nervosa e tesa, ma dopo aver praticato la respirazione alternata, ho notato un cambiamento. Mi sentivo più centrata, calma e in controllo. Ora non posso più fare a meno di questa tecnica!"

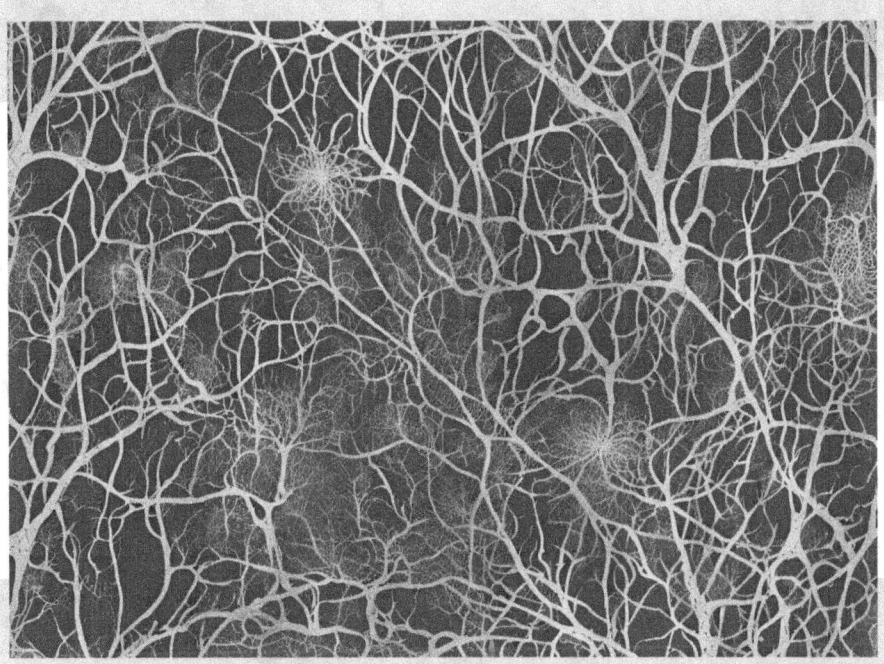

4. Miglioramento della Consapevolezza e del Controllo Emotivo

La respirazione con il conteggio è un'ottima tecnica per sviluppare la consapevolezza del proprio respiro e migliorare il controllo emotivo. Questo esercizio aiuta a spostare l'attenzione dai pensieri ansiosi al respiro, permettendo di ritrovare un senso di calma e stabilità.

Esempio pratico:Silvia, una madre di tre figli, utilizzava la respirazione con il conteggio per gestire momenti di stress quotidiano. "Quando i bambini sono agitati e tutto sembra fuori controllo, mi prendo qualche minuto per concentrarmi sul mio respiro e contare. È incredibile come questo semplice esercizio mi aiuti a mantenere la calma e affrontare le situazioni in modo più sereno."

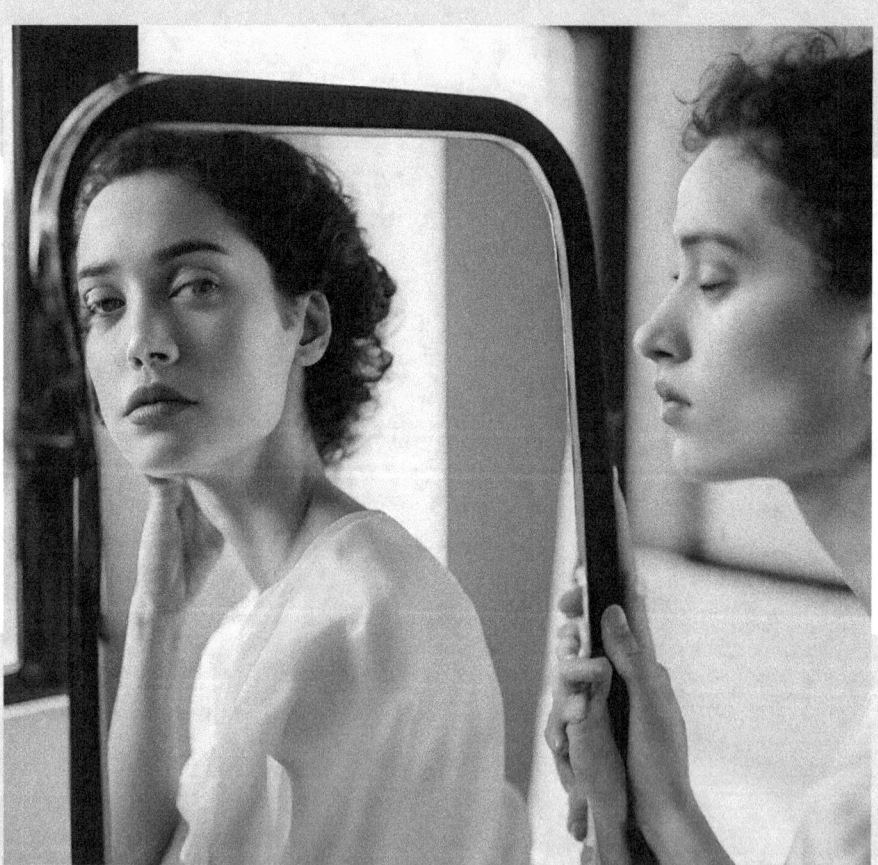

5. Promozione del Benessere Generale

Le tecniche di respirazione non solo riducono lo stress e l'ansia, ma promuovono anche un senso generale di benessere. Praticando queste tecniche quotidianamente, è possibile migliorare l'umore, aumentare l'energia e rafforzare la resilienza emotiva.

Esempio pratico:Marco, che aveva sempre lottato con sbalzi d'umore e bassi livelli di energia, ha deciso di integrare la respirazione diaframmatica e la tecnica di visualizzazione nella sua routine quotidiana. "Ho notato che la mia energia è più stabile e mi sento più positivo nel complesso. Non mi sento più sopraffatto dalle emozioni negative come prima."

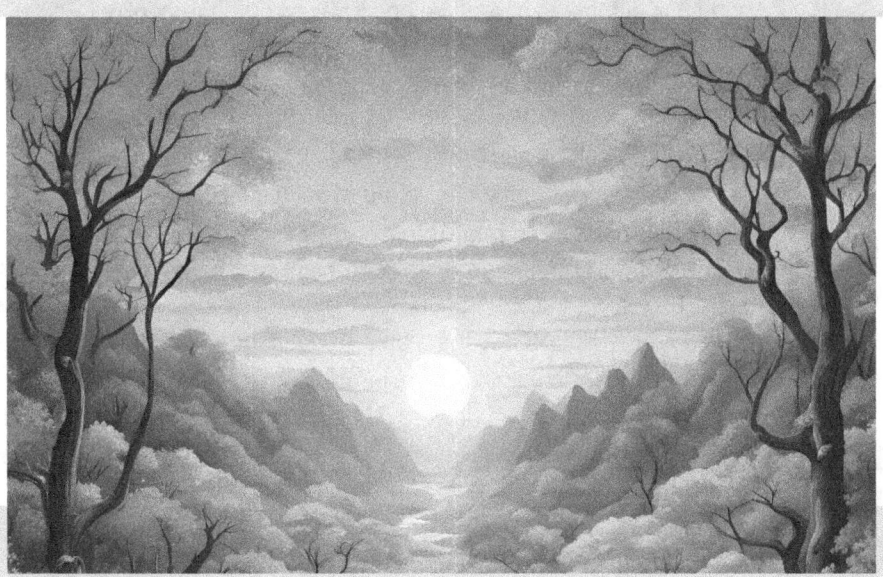

Testimonianze di Successo

1. Testimonianza di Alessandra
Problema: Alessandra soffriva di attacchi di panico da diversi anni. Ogni volta che si trovava in una situazione stressante, il suo respiro diventava superficiale, portandola in un vortice di ansia crescente.
Soluzione: Dopo aver appreso la tecnica di respirazione diaframmatica, Alessandra ha iniziato a praticarla ogni giorno.
Risultato: "La prima volta che ho provato la respirazione diaframmatica durante un attacco di panico, sono rimasta sorpresa da quanto velocemente mi sono sentita meglio. Ora utilizzo questa tecnica ogni volta che sento l'ansia montare. Mi ha davvero cambiato la vita."

2. Testimonianza di Francesco
Problema: Francesco, un manager d'azienda, aveva difficoltà a rilassarsi dopo lunghe giornate di lavoro. Spesso si trovava sveglio a letto, incapace di spegnere la mente.
Soluzione: Un amico gli ha consigliato la tecnica del 4-7-8 per migliorare la qualità del sonno.
Risultato: "Dopo una settimana di pratica, ho iniziato a dormire meglio. La tecnica del 4-7-8 mi aiuta a calmare la mente e a rilassarmi completamente prima di addormentarmi. È diventato parte integrante della mia routine serale."

3. Testimonianza di Claudia
Problema: Claudia lottava con l'ansia sociale e trovava difficile gestire situazioni in cui doveva parlare in pubblico.
Soluzione: Ha iniziato a utilizzare la respirazione con il conteggio per calmarsi prima di situazioni sociali stressanti.
Risultato: "Quando devo parlare davanti a un gruppo, mi prendo sempre qualche minuto per concentrarmi sul mio respiro. Contare mentre respiro mi aiuta a concentrarmi su qualcosa di diverso dalla mia ansia. Ora riesco a gestire queste situazioni molto meglio e con più fiducia."

Conclusione
Le testimonianze e i benefici elencati dimostrano l'efficacia delle tecniche di respirazione nella gestione dell'ansia, dello stress e di altre problematiche quotidiane. Con la pratica costante, queste tecniche possono diventare strumenti potenti per migliorare la qualità della vita e affrontare le sfide con maggiore tranquillità e consapevolezza.

Tecniche di Respirazione

Introduzione

La respirazione è uno strumento fondamentale nella gestione degli attacchi di ansia, ma può essere potenziata ulteriormente combinandola con altre tecniche di rilassamento, come il training autogeno, la mindfulness e il rilassamento muscolare progressivo. Queste tecniche, insieme alla respirazione controllata, offrono un approccio completo per affrontare l'ansia e ritrovare la calma. In questa sezione, esploreremo come integrarle nelle pratiche quotidiane.

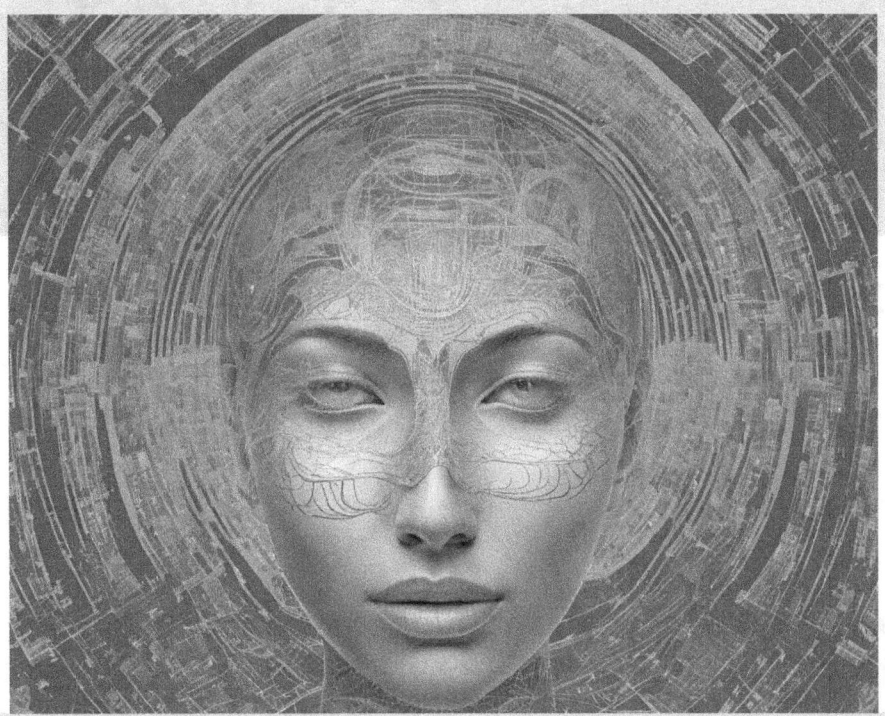

1. Training Autogeno

Descrizione: Il training autogeno è una tecnica di rilassamento sviluppata dal medico tedesco Johannes Heinrich Schultz. Si basa sull'auto-suggestione e utilizza esercizi di concentrazione mentale per favorire un rilassamento profondo e la riduzione dell'ansia.

Esecuzione:

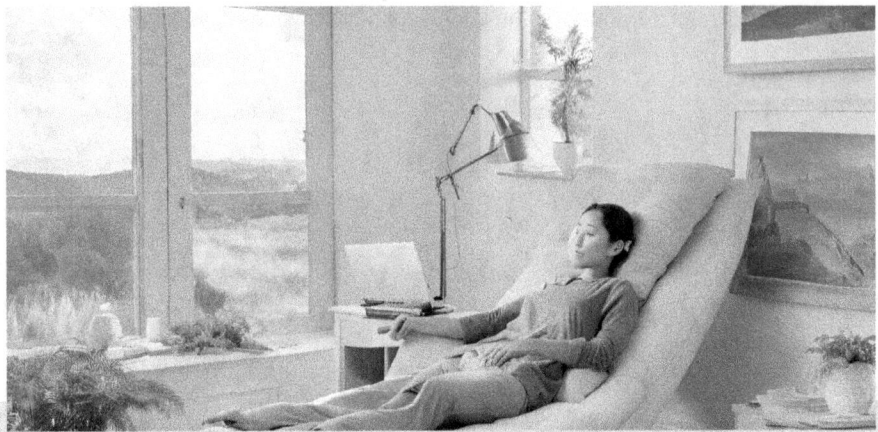

- Passo 1: Trova una posizione comoda, seduto o sdraiato.
- Passo 2: Inizia con un esercizio di respirazione profonda per calmare il corpo.
- Passo 3: Concentrati sulle sensazioni di pesantezza nel corpo, ripetendo mentalmente frasi come "Il mio braccio destro è pesante" Prosegui per diverse parti del corpo, una alla volta.
- Passo 4: Sposta la concentrazione sulle sensazioni di calore, dicendo "Il mio braccio destro è caldo"
- Passo 5: Continua con esercizi per regolare il battito cardiaco e la respirazione, finendo con una visualizzazione di calma e serenità.
-

Benefici: Riduzione della tensione muscolare, miglioramento della qualità del sonno, aumento della capacità di gestione dello stress.

Testimonianza:Sara, una giovane avvocato, ha trovato nel training autogeno una via d'uscita dal costante stress lavorativo. "Dopo solo poche settimane di pratica, ho notato una riduzione significativa dei miei livelli di ansia. Ora utilizzo questa tecnica ogni volta che mi sento sopraffatta."

2. Mindfulness

Descrizione:La mindfulness è una pratica che consiste nel portare l'attenzione al momento presente, accettando pensieri e sensazioni senza giudizio. È particolarmente utile per ridurre l'ansia e migliorare la consapevolezza del respiro e del corpo.

Esecuzione:

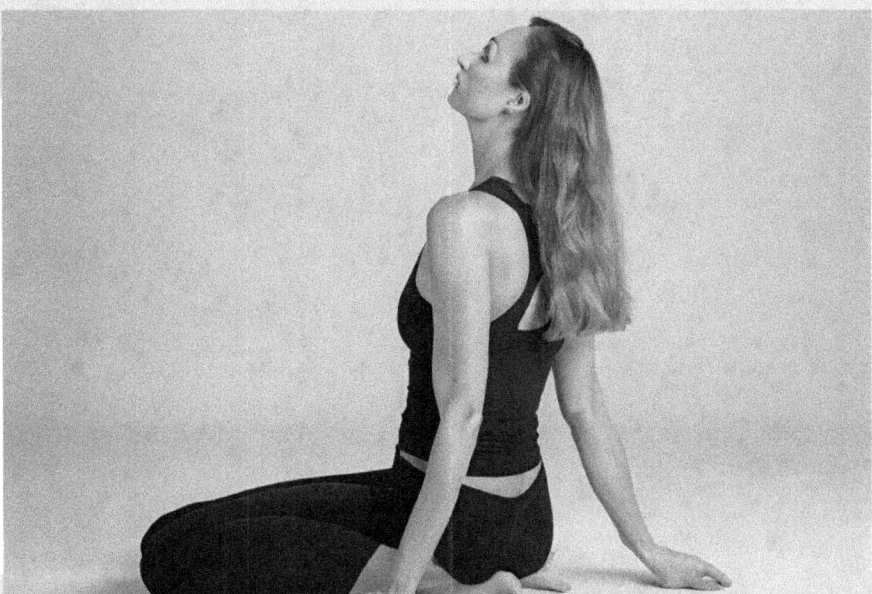

- Passo 1: Siediti in una posizione comoda con la schiena dritta.
- Passo 2: Chiudi gli occhi e porta l'attenzione al respiro, osservando ogni inspirazione ed espirazione senza modificarla
- Passo 3: Se noti che la tua mente si distrae, riportala gentilmente al respiro.
- Passo 4: Gradualmente, amplia la tua consapevolezza al corpo e alle sensazioni, accettando tutto ciò che emerge senza giudizio

Benefici: Miglioramento della concentrazione, riduzione dello stress, maggiore consapevolezza e controllo emotivo.

Testimonianza:Luca, uno studente universitario, ha utilizzato la mindfulness per gestire l'ansia da esame. "Inizialmente ero scettico, ma la mindfulness mi ha aiutato a rimanere concentrato e calmo durante i periodi di studio intensivo. Ora è parte integrante della mia routine quotidiana."

3. Rilassamento Muscolare Progressivo

Descrizione:Il rilassamento muscolare progressivo (PMR) è una tecnica ideata da Edmund Jacobson che consiste nel tendere e poi rilassare sistematicamente diversi gruppi muscolari. Questo metodo aiuta a ridurre la tensione fisica e mentale.

Esecuzione:

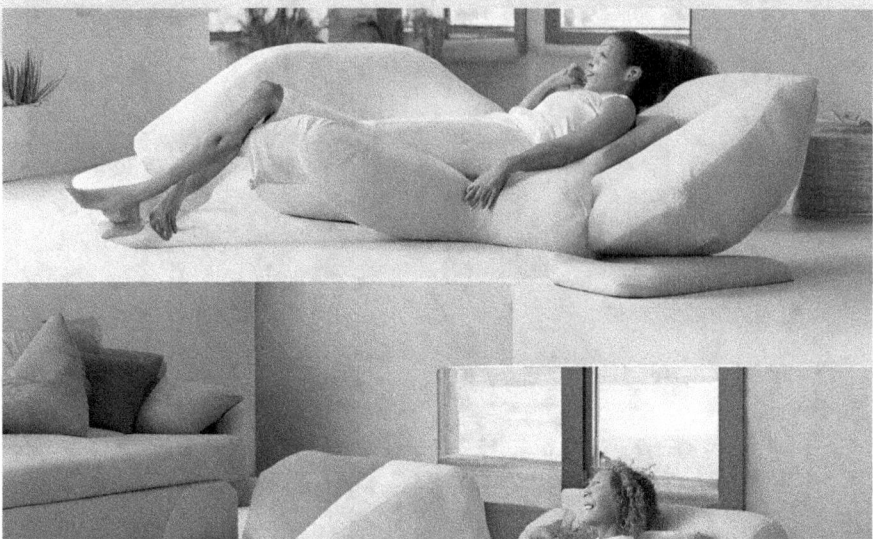

- Passo 1: Siediti o sdraiati in una posizione confortevole.
- Passo 2: Inizia con la respirazione profonda per calmare il corpo.
- Passo 3: Concentra l'attenzione su un gruppo muscolare, ad esempio i piedi. Tendi i muscoli per 5-7 secondi
- Passo 4: Rilascia la tensione improvvisamente e nota la sensazione di rilassamento che segue
- Passo 5: Procedi con altri gruppi muscolari, come le gambe, l'addome, le spalle, e così via, fino a coprire tutto il corpo.

Benefici: Riduzione della tensione muscolare, miglioramento del sonno, sollievo dallo stress e dall'ansia.

Testimonianza:Elena, che soffriva di frequenti tensioni muscolari dovute al lavoro d'ufficio, ha trovato sollievo nel rilassamento muscolare progressivo. "Ogni sera pratico questa tecnica e sento immediatamente la differenza. Mi addormento più facilmente e mi sveglio con meno tensioni nel corpo."

4. Integrazione delle Tecniche

Descrizione:Combinare queste tecniche di rilassamento con la respirazione consapevole può potenziare i loro effetti benefici. Ad esempio, la respirazione profonda può essere utilizzata all'inizio di una sessione di training autogeno o mindfulness per favorire il rilassamento. Allo stesso modo, il rilassamento muscolare progressivo può essere combinato con la respirazione diaframmatica per amplificare la sensazione di calma.

Benefici Combinati:
- Maggiore capacità di gestire situazioni stressanti.
- Riduzione più profonda e duratura dei sintomi dell'ansia.
- Miglioramento della consapevolezza del corpo e delle emozioni.

Testimonianza:Marco, che aveva iniziato con la respirazione diaframmatica, ha integrato le altre tecniche nella sua routine. "Utilizzare il rilassamento muscolare progressivo insieme alla mindfulness e alla respirazione profonda ha trasformato il mio approccio alla gestione dello stress. Mi sento più equilibrato e sereno."

Conclusione

Le tecniche di respirazione, combinate con il training autogeno, la mindfulness e il rilassamento muscolare progressivo, offrono un insieme di strumenti potenti per affrontare l'ansia e migliorare il benessere generale.

Con la pratica costante, queste tecniche possono diventare parte integrante della tua vita quotidiana, aiutandoti a mantenere la calma e la concentrazione anche nei momenti più difficili. Le testimonianze qui riportate dimostrano che chiunque, con impegno e costanza, può ottenere benefici significativi da queste pratiche.

Storie di Successo e Applicazioni Pratiche delle Tecniche di Rilassamento

Le tecniche di respirazione, il training autogeno, la mindfulness e il rilassamento muscolare progressivo hanno trasformato la vita di molte persone. Di seguito, presentiamo alcune storie di successo che illustrano come queste tecniche possano essere applicate nella vita quotidiana per gestire l'ansia, migliorare il benessere e affrontare situazioni difficili.

1. La Trasformazione di Chiara: Dal Panico alla Serenità

Contesto:Chiara, una giovane madre di due bambini, aveva iniziato a soffrire di attacchi di panico poco dopo la nascita del suo secondo figlio. La pressione di bilanciare il lavoro, la vita familiare e le sue responsabilità personali l'aveva sopraffatta. Gli attacchi di panico la colpivano improvvisamente, lasciandola paralizzata dalla paura e dall'ansia.

Tecniche Utilizzate:Chiara ha deciso di provare la respirazione diaframmatica e il training autogeno dopo aver letto consigli su come gestire gli attacchi di panico. Ha iniziato praticando la respirazione profonda ogni mattina e integrando il training autogeno alla fine della giornata.

Risultati:Dopo alcune settimane di pratica, Chiara ha notato che gli attacchi di panico sono diminuiti in frequenza e intensità. "Quando sento l'ansia montare, uso subito la respirazione diaframmatica per calmarmi. E la sera, il training autogeno mi aiuta a rilasciare tutta la tensione accumulata durante il giorno. Ora mi sento molto più in controllo della mia vita."

2. Il Riscatto di Paolo: Superare l'Ansia da Prestazione

Contesto:Paolo, un giovane musicista, soffriva di ansia da prestazione prima dei concerti. La paura di sbagliare o di non essere all'altezza delle aspettative lo paralizzava, rendendogli difficile esprimere il suo talento. Spesso, l'ansia gli faceva perdere il controllo della respirazione durante le esibizioni, peggiorando ulteriormente la situazione.

Tecniche Utilizzate:Su consiglio di un amico, Paolo ha iniziato a praticare la tecnica del 4-7-8 e il rilassamento muscolare progressivo. Ogni volta prima di salire sul palco, Paolo si prendeva qualche minuto per respirare profondamente e rilassare i muscoli tesi.

Risultati:Dopo aver incorporato queste tecniche nella sua routine pre-concerto, Paolo ha riscoperto la gioia di suonare. "Non posso dire che l'ansia sia scomparsa completamente, ma ora riesco a gestirla molto meglio. Prima di ogni concerto, uso la tecnica del 4-7-8 per calmare il mio respiro, e il rilassamento muscolare mi aiuta a sciogliere la tensione. È come se avessi trovato un nuovo equilibrio."

3. Laura: Ritrovare la Pace Interiore con la Mindfulness

Contesto:Laura era una dirigente aziendale con una vita frenetica. Tra riunioni, viaggi di lavoro e scadenze pressanti, la sua mente era sempre in movimento. La notte, però, faceva fatica a spegnere i pensieri e spesso si svegliava più stanca di quando era andata a dormire. L'ansia cronica stava iniziando a influenzare la sua salute fisica e mentale.

Tecniche Utilizzate:Dopo aver letto un articolo sulla mindfulness, Laura ha deciso di darle una chance. Ha iniziato con 10 minuti al giorno, sedendosi in silenzio e concentrandosi sul respiro, senza giudicare i pensieri che emergevano.

Risultati:Con il tempo, Laura ha notato un miglioramento significativo. "La mindfulness mi ha insegnato a vivere nel presente. Ora, quando la mia mente inizia a correre, uso il respiro per riportarmi al qui e ora. La mia ansia è diminuita e mi sento più calma e concentrata, sia al lavoro che nella vita personale."

4. Il Percorso di Alessandro: Dall'Insonnia al Riposo Profondo

Contesto:Alessandro era un imprenditore che, a causa delle responsabilità e delle pressioni legate alla gestione della sua azienda, aveva iniziato a soffrire di insonnia. Passava notti intere a rigirarsi nel letto, incapace di rilassarsi, e questo influenzava negativamente le sue performance lavorative e la sua salute generale.

Tecniche Utilizzate:Su consiglio del suo medico, Alessandro ha iniziato a praticare il rilassamento muscolare progressivo ogni sera prima di andare a letto, accompagnato da esercizi di respirazione diaframmatica.

Risultati:Dopo un mese di pratica costante, Alessandro ha iniziato a dormire molto meglio. "All'inizio ero scettico, ma queste tecniche hanno davvero cambiato il mio sonno. Ora riesco a rilassarmi prima di andare a letto e mi sveglio riposato e pieno di energia."

5. La Riconnessione di Francesca: Equilibrio Emotivo attraverso l'Integrazione delle Tecniche

Contesto:Francesca, una psicologa, si trovava in un momento di forte stress emotivo. Aiutare i suoi pazienti le richiedeva una grande quantità di energia, e spesso si sentiva esausta e sopraffatta dalle emozioni. Sentiva che doveva prendersi cura di sé stessa per poter continuare ad aiutare gli altri.

Tecniche Utilizzate:Francesca ha integrato nella sua routine quotidiana una combinazione di respirazione con il conteggio, mindfulness e training autogeno. Ogni mattina, prima di iniziare la giornata, dedicava 15 minuti a queste pratiche.

Risultati:Dopo alcuni mesi, Francesca ha notato un miglioramento significativo nel suo benessere emotivo. "Queste tecniche mi hanno aiutato a ritrovare il mio equilibrio. Mi sento più connessa con me stessa e più in grado di gestire le sfide emotive. Ora riesco a dare il meglio di me ai miei pazienti senza sentirmi svuotata."

Applicazioni Pratiche delle Tecniche

1. Respirazione Diaframmatica sul Posto di Lavoro
Molti utilizzano la respirazione diaframmatica durante le pause lavorative per ridurre lo stress accumulato. Anche solo pochi minuti di respirazione profonda possono aiutare a ripristinare la concentrazione e la calma.

2. Mindfulness durante le Attività Quotidiane
Incorporare la mindfulness nelle attività quotidiane, come lavare i piatti o camminare, può trasformare momenti di routine in opportunità di consapevolezza e rilassamento.

3. Rilassamento Muscolare Progressivo Prima di Dormire
Il rilassamento muscolare progressivo è particolarmente efficace prima di dormire, soprattutto per chi soffre di insonnia o tensioni muscolari croniche. Aiuta a preparare corpo e mente per un sonno riposante.

4. Training Autogeno per la Preparazione Mentale
Molti atleti e professionisti utilizzano il training autogeno per prepararsi mentalmente prima di competizioni o eventi importanti. Questa tecnica li aiuta a raggiungere uno stato di calma e concentrazione ottimale.

Conclusione
Le storie di successo e le applicazioni pratiche mostrano quanto le tecniche di respirazione, il training autogeno, la mindfulness e il rilassamento muscolare progressivo possano fare la differenza nella vita quotidiana. Queste pratiche sono accessibili a tutti e, con costanza, possono portare a trasformazioni significative nel benessere mentale e fisico. Sperimentare e integrare queste tecniche nella propria routine può aiutare a gestire l'ansia e a vivere una vita più equilibrata e serena.

Distrazione e Grounding: Tecniche per Distogliere l'Attenzione dai Sintomi dell'Ansia
Quando l'ansia colpisce, può essere difficile distogliere l'attenzione dai sintomi fisici e mentali. Tuttavia, esistono tecniche di distrazione e grounding che aiutano a riportare la mente al presente, rompendo il ciclo dell'ansia. Queste tecniche sono strumenti efficaci per ridurre l'intensità dell'ansia e possono essere praticate ovunque e in qualsiasi momento.

1. Distrazione: Cambiare Focus Mentale

La distrazione consiste nel reindirizzare l'attenzione verso qualcosa di diverso dai sintomi dell'ansia. È utile soprattutto quando i pensieri ansiosi diventano troppo ingombranti.

Esempi di Tecniche di Distrazione:

- Giochi mentali: Svolgi attività mentali che richiedono concentrazione, come fare calcoli semplici, ricordare i titoli di tutti i film che hai visto di recente, o elencare tutti i colori che riesci a vedere intorno a te.
- Conta all'indietro: Conta lentamente da 100 a 1 o scegli un numero alto e sottrai da esso in modo incrementale. Questo richiede concentrazione e distoglie la mente dai pensieri ansiogeni.
- Ripetizione di frasi o canzoni: Ripeti una frase positiva o una canzone che trovi rilassante. Concentrarti sulle parole ti aiuta a interrompere i pensieri negativi.
- Esplora i tuoi sensi: Cerca di identificare cinque cose che puoi vedere, quattro cose che puoi toccare, tre cose che puoi sentire, due cose che puoi annusare e una cosa che puoi assaporare. Questa tecnica richiede concentrazione e ti aiuta a distrarti dai sintomi.
- Impegnarsi in attività manuali: Attività come disegnare, colorare, lavorare a maglia, o manipolare una palla antistress sono modi per distogliere la mente dai pensieri ansiogeni e concentrarsi su compiti manuali e creativi.

Applicazione Pratica: Anna, durante un attacco di panico, ha iniziato a contare all'indietro da 100 a 1 mentre si concentrava su un piccolo oggetto nella stanza. Questo ha ridotto l'intensità dell'ansia e le ha permesso di recuperare il controllo.

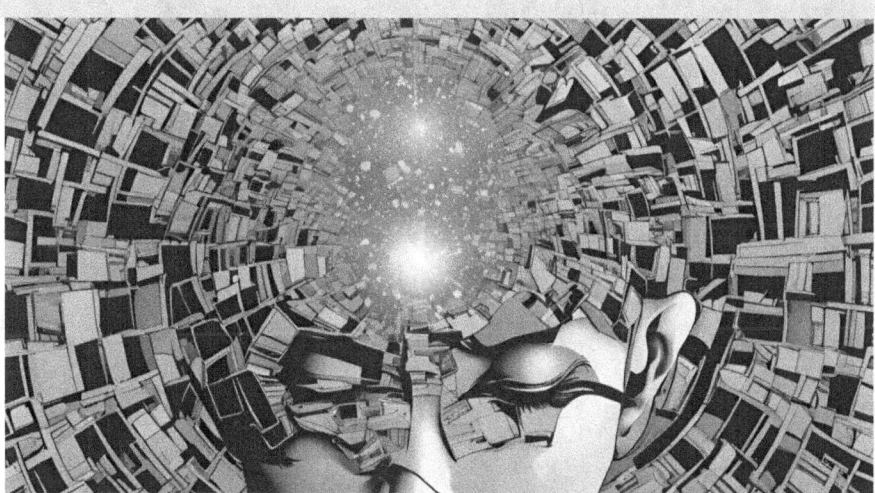

2. Grounding: Radicarsi nel Presente

Il grounding è una tecnica che aiuta a ristabilire la connessione con il momento presente, contrastando la dissociazione e la sensazione di essere "fuori dal proprio corpo" spesso associata agli attacchi di ansia.

Esempi di Tecniche di Grounding:
- La tecnica 5-4-3-2-1: Questa tecnica consiste nell'identificare cinque cose che puoi vedere, quattro che puoi toccare, tre che puoi sentire, due che puoi annusare, e una che puoi assaporare. È una pratica di grounding efficace che utilizza i sensi per riportarti al presente.
- Concentrarsi sui piedi: Metti entrambi i piedi sul pavimento e concentra tutta la tua attenzione sulla sensazione del contatto tra i piedi e il terreno. Sentire la stabilità e la connessione con il suolo aiuta a ridurre l'ansia e a ritrovare un senso di sicurezza.
- Respiro focalizzato: Focalizza la tua attenzione sul respiro, sentendo l'aria entrare e uscire dai polmoni. Prova a sincronizzare la respirazione con un conto lento, inspirando per quattro secondi, trattenendo il respiro per altri quattro, e poi espirando per quattro secondi. Questa tecnica aiuta a calmare la mente e il corpo.
- Oggetti di grounding: Porta con te un piccolo oggetto che ti fa sentire sicuro, come una pietra levigata, un portachiavi, o un ciondolo. Tienilo in mano e concentrati sulla sua texture, peso e temperatura quando senti l'ansia aumentare.
- Movimento consapevole: Cammina lentamente, prestando attenzione a ogni passo che fai. Concentrati sulla sensazione del piede che tocca il suolo, il movimento delle gambe e il bilanciamento del corpo.

Applicazione Pratica: Marco, durante una riunione importante, ha iniziato a sentire l'ansia crescere. Ha deciso di concentrarsi sulla sensazione dei suoi piedi ben piantati a terra e sulla respirazione lenta e profonda. Questo semplice esercizio di grounding gli ha permesso di calmarsi e di rimanere presente e lucido durante la riunione.

3. Tecniche di Grounding con Oggetti e Attività

Oggetto preferito: Porta sempre con te un piccolo oggetto che ti fa sentire sicuro o a tuo agio. Quando l'ansia cresce, tocca questo oggetto e concentrati su di esso. Può essere un portachiavi, una pietra levigata, o qualsiasi cosa tu possa tenere in tasca.

Attività fisica leggera: Fare una breve camminata, stretching o esercizi leggeri ti aiutano a scaricare l'energia accumulata dall'ansia e a riportare la concentrazione sul corpo.

Scrittura immediata: Porta con te un piccolo taccuino. Se ti senti sopraffatto dall'ansia, prova a scrivere immediatamente ciò che senti. Anche solo mettere i tuoi pensieri su carta può essere una forma di rilascio e di grounding.

Ascolto musicale: Ascoltare una canzone che ti piace e concentrarti su ogni nota, strumento, e parola. La musica è un potente strumento per spostare l'attenzione dall'ansia.

Esercizi di mindfulness rapida: Prova a fare una pausa di 60 secondi per concentrarti esclusivamente su quello che stai facendo, sia che tu stia mangiando, scrivendo, o camminando. La mindfulness aiuta a radicarti nel presente.

Immaginazione guidata: Immagina di essere in un luogo che ti fa sentire sicuro e rilassato, come una spiaggia tranquilla o una foresta. Concentrati sui dettagli sensoriali di quel luogo, immaginando cosa vedresti, sentiresti, e annuseresti.

Tecniche sensoriali: Tieni sempre a portata di mano una gomma da masticare o una caramella. Concentrati sulla sensazione di masticare o assaporare il dolce. Questo tipo di distrazione sensoriale può essere un modo semplice ed efficace per rompere il ciclo dell'ansia.

Esercizi di Grounding Dettagliati

Le tecniche di grounding sono strumenti potenti per aiutarti a rimanere connesso al presente e a ridurre l'intensità dell'ansia. Questi esercizi possono essere praticati ovunque e in qualsiasi momento, fornendo un'ancora di stabilità in situazioni di stress. Di seguito trovi una serie di esercizi di grounding dettagliati che puoi provare.

1. La Tecnica del 5-4-3-2-1

Obiettivo: Utilizzare i sensi per radicarti nel presente.

Come farlo:

1. 5 cose che puoi vedere: Guardati intorno e nota cinque oggetti che non hai osservato attentamente prima. Possono essere piccoli dettagli come una crepa nel muro o la forma di una nuvola fuori dalla finestra.
2. 4 cose che puoi toccare: Concentrati su quattro oggetti che puoi toccare. Può essere la texture dei tuoi vestiti, il freddo del metallo di una sedia, o la morbidezza di un cuscino.
3. 3 cose che puoi sentire: Ascolta attentamente e identifica tre suoni intorno a te. Potrebbe essere il rumore di un ventilatore, il cinguettio degli uccelli fuori o il suono della tua respirazione.
4. 2 cose che puoi annusare: Cerca di identificare due odori intorno a te. Se non percepisci nulla, prova a pensare a odori familiari, come il profumo di caffè o la freschezza dell'erba tagliata.
5. 1 cosa che puoi assaporare: Concentra la tua attenzione su un sapore in bocca. Può essere il residuo del cibo che hai appena mangiato o semplicemente il gusto della tua saliva.

Benefici: Questa tecnica sfrutta la consapevolezza sensoriale per interrompere i pensieri ansiogeni, riportandoti nel momento presente.

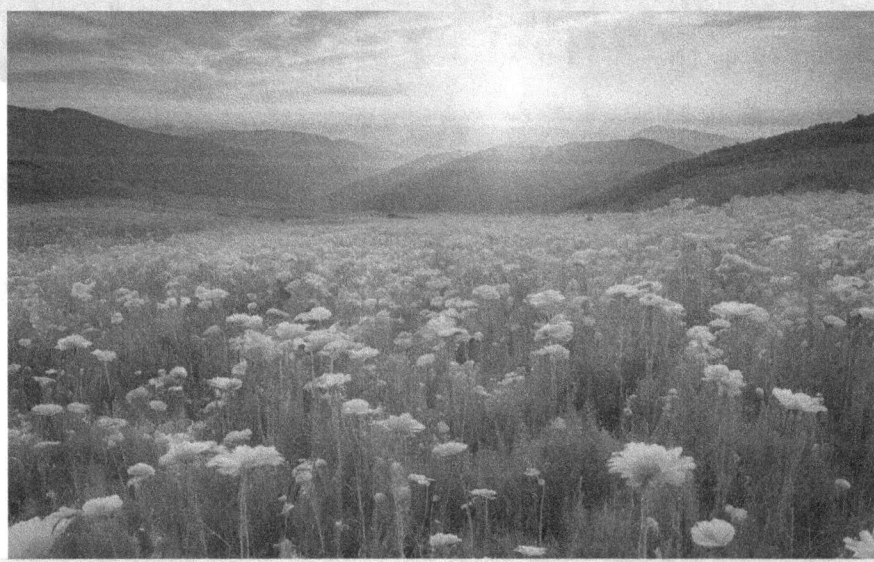

2. Grounding Fisico con i Piedi

Obiettivo: Radicare il corpo e la mente attraverso il contatto fisico con il suolo.
Come farlo:
1. Posizione: Siediti o stai in piedi con i piedi ben piantati a terra. Se possibile, togli le scarpe per sentire meglio il contatto diretto con il suolo.
2. Attenzione sui piedi: Sposta tutta la tua attenzione sui tuoi piedi. Nota come il pavimento sostiene il tuo peso. Concentrati sulle sensazioni di pressione, calore o freschezza sotto i piedi.
3. Respirazione consapevole: Mentre respiri lentamente e profondamente, immagina che ogni respiro ti radichi sempre più nel terreno, come se fossi un albero con radici profonde.
4. Visualizzazione: Immagina che dalle piante dei tuoi piedi si estendano delle radici che scendono in profondità nel terreno. Ogni respiro ti connette sempre più alla terra, rendendoti saldo e stabile.

Benefici: Questo esercizio aiuta a creare un senso di stabilità fisica e mentale, utile per calmare l'ansia e ridurre la sensazione di essere "fuori controllo."

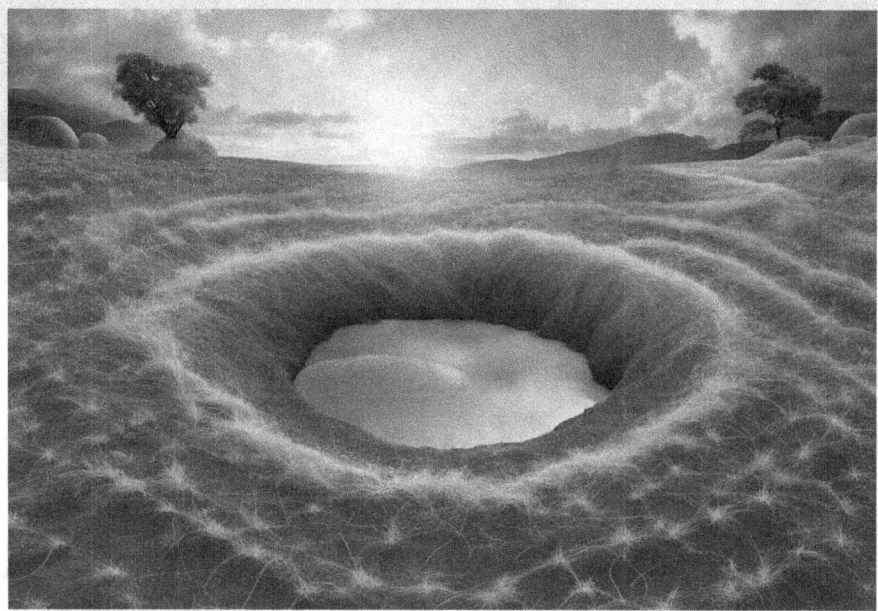

3. Respiro Focalizzato con Contatto

Obiettivo: Ridurre l'ansia utilizzando il respiro e il contatto fisico.

Come farlo:

1. Posizione: Trova una posizione comoda, seduto o in piedi.
2. Mani sul corpo: Metti una mano sul petto e l'altra sull'addome. Sentirai l'espansione e la contrazione del corpo mentre respiri.
3. Respiro consapevole: Inspira profondamente attraverso il naso per un conteggio di 4 secondi. Trattieni il respiro per 4 secondi e poi espira lentamente attraverso la bocca per altri 4 secondi.
4. Concentrazione sul movimento: Concentrati sul movimento del petto e dell'addome sotto le tue mani mentre respiri. Nota come il tuo corpo risponde al respiro, sentendo il calore della tua pelle sotto le mani.
5. Continua per 5-10 minuti: Continua a respirare in modo controllato e concentrato per alcuni minuti, mantenendo l'attenzione sul contatto delle mani con il corpo.

Benefici: Questa tecnica combina il respiro profondo con il contatto fisico, aiutando a calmare il sistema nervoso e a riportarti al presente.

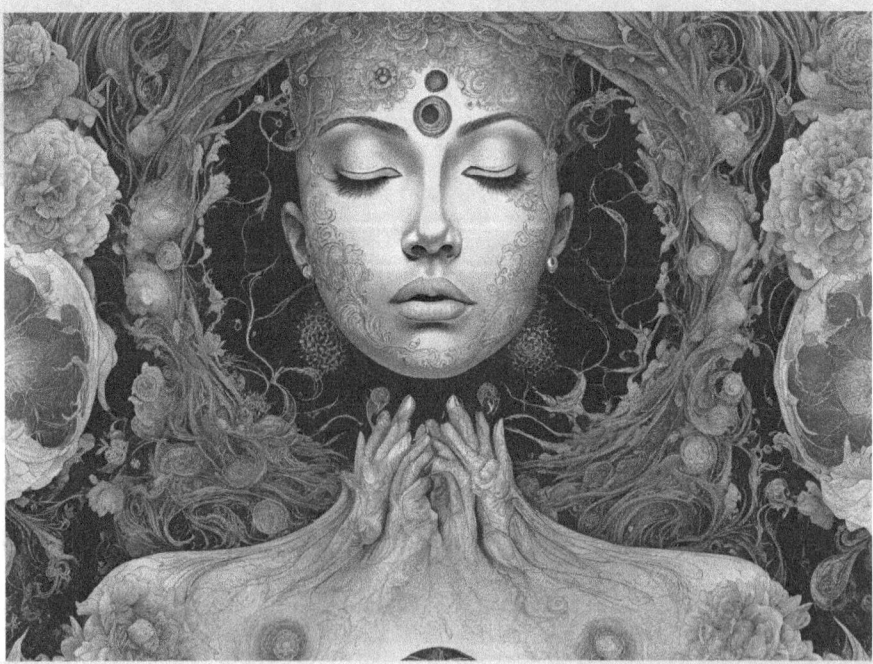

4. La Tecnica della Gomma da Masticare o Caramella

Obiettivo: Utilizzare un'esperienza sensoriale gustativa per radicarti.

Come farlo:

1. Preparazione: Tieni a portata di mano una gomma da masticare o una caramella dal sapore forte.
2. Focalizzazione sul gusto: Quando senti l'ansia crescere, metti la gomma da masticare o la caramella in bocca. Concentrati completamente sul sapore, sulla consistenza e sulla sensazione che ti dà in bocca.
3. Lentezza e consapevolezza: Mastica lentamente, prestando attenzione a ogni movimento della mascella e al cambiamento del gusto man mano che continui a masticare.
4. Rilascia l'ansia: Usa la gomma da masticare o la caramella come un'ancora sensoriale. Ogni volta che la tua mente vaga verso l'ansia, riportala dolcemente al gusto e alla sensazione nella bocca.

Benefici: Questo esercizio utilizza il senso del gusto per riportare la mente al presente, distrarre dai pensieri ansiosi e calmare il sistema nervoso.

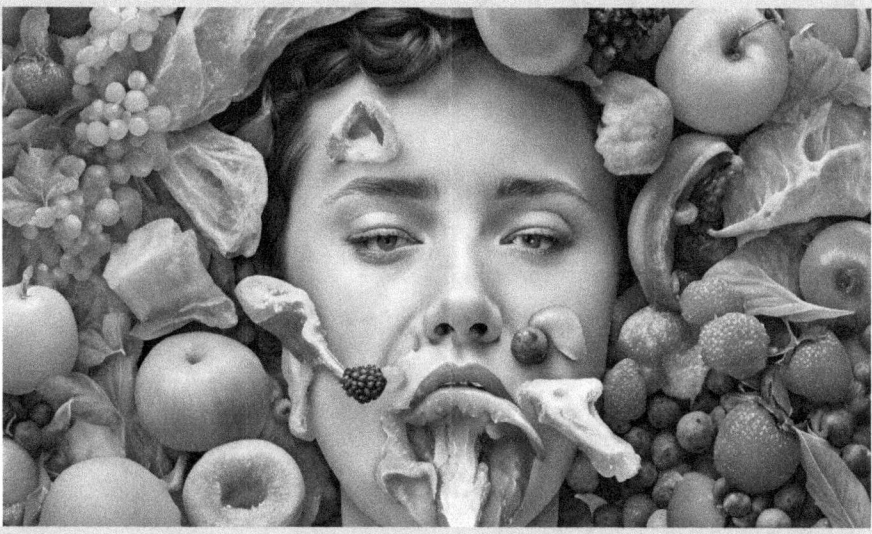

5. Scrittura Rilassante o Brain Dump

Obiettivo: Scaricare pensieri ansiogeni attraverso la scrittura.

Come farlo:

1. Preparazione: Tieni un taccuino o un blocco note a portata di mano. Usa una penna o una matita che ti piace usare.
2. Scrittura libera: Inizia a scrivere tutto ciò che ti passa per la mente. Non preoccuparti della grammatica, dell'ortografia o della coerenza. L'obiettivo è semplicemente trasferire i pensieri dalla mente alla carta.
3. Focus sul presente: Se ti senti sopraffatto, inizia a scrivere descrivendo l'ambiente intorno a te, come la temperatura della stanza o i suoni che senti.
4. Durata: Continua a scrivere per 5-10 minuti. Se i pensieri ansiosi riemergono, semplicemente scrivili, senza giudicare.
5. Conclusione: Alla fine dell'esercizio, rileggi ciò che hai scritto o metti da parte il foglio, se preferisci. Riconosci il sollievo ottenuto dal trasferimento dei pensieri su carta.

Benefici: Questo esercizio ti permette di esprimere e liberare i pensieri ansiosi, riducendo la loro intensità e impedendo che si accumulino nella mente.

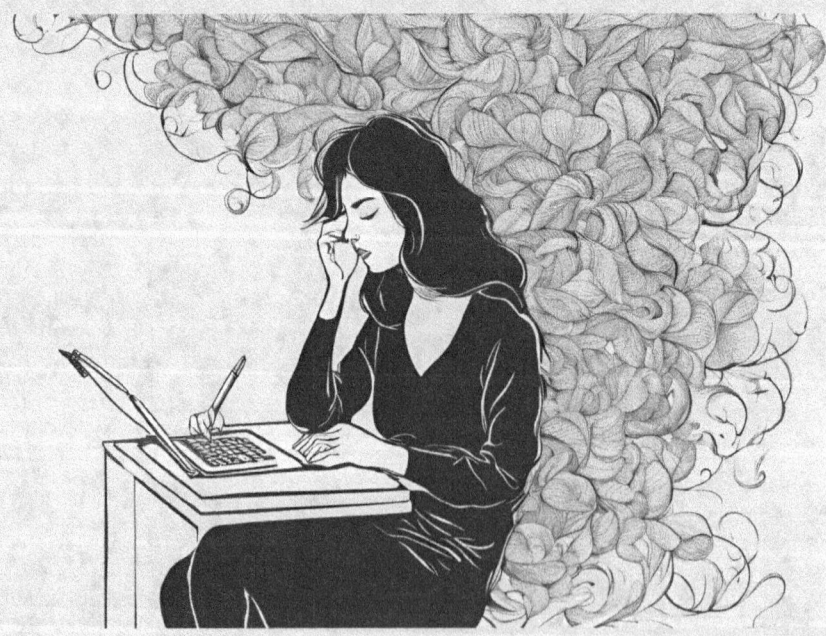

6. Movimenti Consapevoli

Obiettivo: Utilizzare il movimento del corpo per radicarti nel presente.

Come farlo:

1. Scegli un movimento semplice: Può essere camminare lentamente, alzare e abbassare le braccia, o persino fare stretching dolce.
2. Concentrazione: Mentre ti muovi, concentrati attentamente su ogni movimento. Nota come i muscoli si contraggono e si rilassano, come cambia l'equilibrio del corpo, e come si sente la superficie sotto i tuoi piedi.
3. Sincronizzazione con il respiro: Sincronizza i tuoi movimenti con il respiro. Ad esempio, inspira mentre sollevi le braccia ed espira mentre le abbassi.
4. Ritmo costante: Mantieni un ritmo costante, concentrandoti completamente su ciò che stai facendo. Se la mente vaga, riportala al movimento del corpo.
5. Durata: Continua il movimento per almeno 5 minuti, permettendo al corpo e alla mente di connettersi al presente.

Benefici: Questo esercizio sfrutta il movimento per distogliere l'attenzione dall'ansia e rafforzare la connessione mente-corpo.

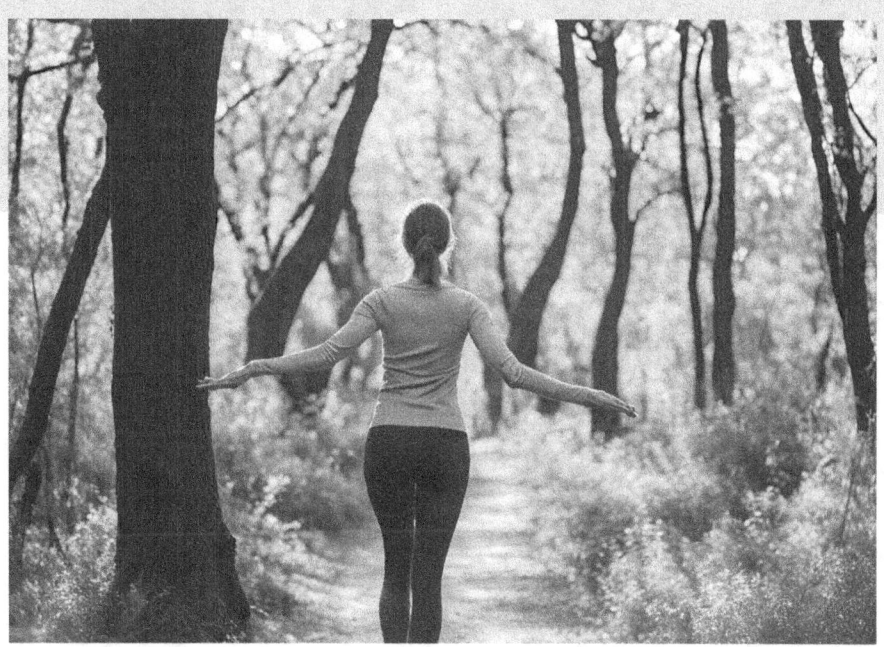

Conclusione

Gli esercizi di grounding sono strumenti versatili che ti aiutano a ritrovare la calma e a rimanere presente, anche durante momenti di forte ansia. La chiave per ottenere il massimo beneficio da queste tecniche è la pratica regolare. Sperimenta diversi esercizi per trovare quelli che funzionano meglio per te e integrali nella tua routine quotidiana. Con il tempo, questi esercizi diventeranno una risorsa preziosa per mantenere il controllo e il benessere emotivo.

Esperienze Personali e Consigli Pratici per il Grounding

Le tecniche di grounding possono essere una vera ancora di salvezza in momenti di ansia e stress. Qui di seguito trovi alcune esperienze personali di persone che hanno utilizzato il grounding con successo, insieme a consigli pratici per applicare queste tecniche nella vita quotidiana.

Esperienza 1: Il Grounding con i Piedi Piantati a Terra

Storia di Marta: Marta, una giovane professionista, spesso si trovava sopraffatta dall'ansia durante le presentazioni al lavoro. Sentiva il cuore battere forte, la testa leggera e una sensazione di distacco dalla realtà. Dopo aver appreso la tecnica del grounding fisico con i piedi, ha iniziato a praticarla ogni volta che l'ansia iniziava a crescere.

Descrizione: Prima di ogni presentazione, Marta si prendeva un momento per concentrarsi sui piedi. Sedendosi con le scarpe tolte, sentiva la sensazione del pavimento freddo sotto i piedi. Respirava profondamente, immaginando che con ogni respiro le sue radici affondassero sempre più nel terreno. Questo semplice esercizio le dava un senso di stabilità e sicurezza, riducendo drasticamente i suoi sintomi di ansia.

Consiglio Pratico: Se sai di dover affrontare una situazione stressante, dedica qualche minuto a concentrarti sui tuoi piedi. Se possibile, togli le scarpe per un contatto più diretto con il terreno. Fai pratica anche in momenti di calma, così da rendere questa tecnica naturale e accessibile quando ne hai più bisogno.

Esperienza 2: La Tecnica del 5-4-3-2-1 in Momenti di Panico

Storia di Luca: Luca ha vissuto una vita frenetica come studente universitario. Durante un esame particolarmente difficile, ha iniziato a sentire un attacco di panico in arrivo: mani sudate, visione offuscata, e una sensazione di soffocamento. Ricordandosi della tecnica del 5-4-3-2-1 che aveva imparato in una sessione di counseling, ha deciso di metterla in pratica.

Descrizione: Seduto al banco d'esame, Luca ha iniziato a identificare cinque cose che poteva vedere intorno a lui: il quaderno sul tavolo, una matita, una finestra, un orologio e un poster sulla parete. Poi ha toccato quattro oggetti vicini: il bordo della scrivania, la sua penna, il suo zaino e la sedia. Ha continuato a concentrarsi su tre suoni, due odori e infine un sapore. Questo esercizio ha interrotto il ciclo dei suoi pensieri ansiogeni e gli ha permesso di recuperare la concentrazione sull'esame.

Consiglio Pratico: Esercitati con la tecnica del 5-4-3-2-1 in diverse situazioni della vita quotidiana, anche quando non sei in uno stato di ansia. In questo modo, quando l'ansia arriva, sarai più preparato a mettere in pratica l'esercizio in modo rapido ed efficace. Porta con te un promemoria scritto di questa tecnica per poterla consultare facilmente.

Esperienza 3: Respiro Focalizzato e Rilassamento Muscolare Progressivo

Storia di Sara: Sara soffriva di ansia notturna, spesso svegliandosi nel cuore della notte con la mente in preda a pensieri turbolenti. Dopo aver appreso le tecniche di grounding, ha integrato il respiro focalizzato e il rilassamento muscolare progressivo nella sua routine serale.

Descrizione: Ogni sera prima di andare a letto, Sara si sdraiava comodamente e iniziava a concentrarsi sul respiro. Inspirava profondamente, sentendo l'addome sollevarsi, e poi espirava lentamente, lasciando andare la tensione. Dopo aver stabilizzato la respirazione, cominciava il rilassamento muscolare progressivo: partendo dai piedi, contraeva i muscoli per alcuni secondi e poi li rilassava completamente. Ripeteva questo processo fino a raggiungere la testa. Questo rituale l'aiutava a calmare la mente e a rilassare il corpo, migliorando la qualità del sonno.

Consiglio Pratico: Se l'ansia colpisce di notte, integra il grounding nella tua routine pre-sonno. Il rilassamento muscolare progressivo abbinato al respiro focalizzato può essere molto efficace. Crea un ambiente tranquillo, riducendo le fonti di distrazione, come luce e rumore, per favorire un rilassamento più profondo.

Esperienza 4: Oggetto di Grounding per Gestire l'Ansia Sociale

Storia di Giulia: Giulia, che soffriva di ansia sociale, si sentiva particolarmente nervosa in ambienti affollati o durante incontri con persone nuove. Un piccolo ciondolo, regalatole da sua madre, è diventato il suo oggetto di grounding preferito.

Descrizione: Ogni volta che entrava in una situazione sociale difficile, Giulia teneva il ciondolo in mano. Si concentrava sul tocco del metallo freddo, il suo peso e i dettagli della superficie liscia. Questo piccolo gesto le dava un senso di calma e connessione con un ricordo felice, distraendola dai pensieri ansiosi e facendola sentire più a suo agio.

Consiglio Pratico: Trova un piccolo oggetto che ti faccia sentire sicuro e che puoi portare facilmente con te. Usalo come un'ancora fisica durante momenti di ansia. Può essere un gioiello, una pietra levigata, o qualsiasi oggetto che abbia un significato speciale per te. Assicurati che sia facile da toccare o manipolare senza attirare troppa attenzione.

Esperienza 5: L'Uso della Scrittura per Liberarsi dall'Ansia

Storia di Roberto: Roberto, un uomo d'affari con una vita stressante, ha trovato sollievo nell'uso della scrittura come tecnica di grounding. Durante i momenti di ansia acuta, si prendeva una pausa per mettere su carta i suoi pensieri.

Descrizione: Ogni volta che l'ansia lo sopraffaceva, Roberto apriva il suo taccuino e iniziava a scrivere tutto ciò che gli passava per la testa. Non filtrava nulla, scriveva semplicemente quello che sentiva. Dopo alcuni minuti, notava che l'atto di scrivere lo aiutava a chiarire i pensieri e a liberare la mente dalla spirale ansiosa.

Consiglio Pratico: Tieni un taccuino sempre a portata di mano. Quando senti l'ansia crescere, usa la scrittura come valvola di sfogo. Non preoccuparti della qualità della scrittura, l'importante è liberare i pensieri che ti tormentano. Puoi anche scrivere messaggi a te stesso, ricordandoti che passerai attraverso questo momento difficile.

Conclusione: Incorporare il Grounding nella Vita Quotidiana
Le esperienze personali dimostrano come le tecniche di grounding possano essere adattate a diverse situazioni e personalità. La chiave del successo sta nella pratica regolare e nell'adattare queste tecniche alle tue necessità. Non tutte le tecniche funzionano allo stesso modo per tutti, quindi è importante sperimentare e trovare ciò che ti aiuta di più. Con il tempo, queste tecniche diventeranno parte del tuo toolkit personale per gestire l'ansia e migliorare il tuo benessere emotivo.

Strategie a Lungo Termine per Gestire l'Ansia

Mentre le tecniche di gestione immediata e le tecniche di grounding possono fornire sollievo rapido, è importante sviluppare anche strategie a lungo termine per affrontare l'ansia in modo più duraturo e profondo. Le strategie a lungo termine aiutano a prevenire l'insorgere dell'ansia e a rafforzare la tua capacità di affrontarla in modo proattivo.

1. Pratica Regolare della Mindfulness

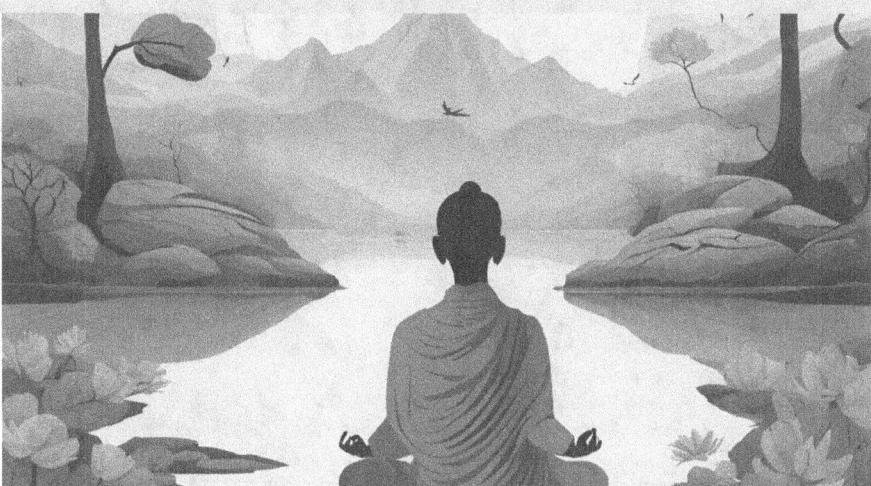

Descrizione: La mindfulness è una pratica che ti insegna a essere presente nel momento senza giudizio. Questa tecnica, se praticata regolarmente, aiuta a ridurre lo stress e l'ansia, migliorando la consapevolezza di sé e la capacità di affrontare i pensieri negativi.

Come fare:

- Dedica 10-20 minuti al giorno alla meditazione mindfulness. Siediti comodamente, chiudi gli occhi e concentrati sul respiro. Nota come il respiro entra ed esce dal corpo senza cercare di modificarlo.
- Quando la mente vaga, come inevitabilmente succederà, riportala dolcemente al respiro. Questa pratica allena la mente a tornare al presente e a distogliersi dai pensieri ansiosi.
- Integra la mindfulness nelle attività quotidiane. Ad esempio, mentre cammini, nota il movimento dei piedi e il contatto con il terreno, o mentre mangi, concentrati sui sapori e sulla consistenza del cibo.

Benefici: La mindfulness riduce l'ansia migliorando la capacità di rimanere calmi e centrati, anche in situazioni di stress. Studi hanno dimostrato che la pratica regolare può ridurre i sintomi di ansia e depressione, aumentando il benessere generale.

2. Routine di Esercizio Fisico

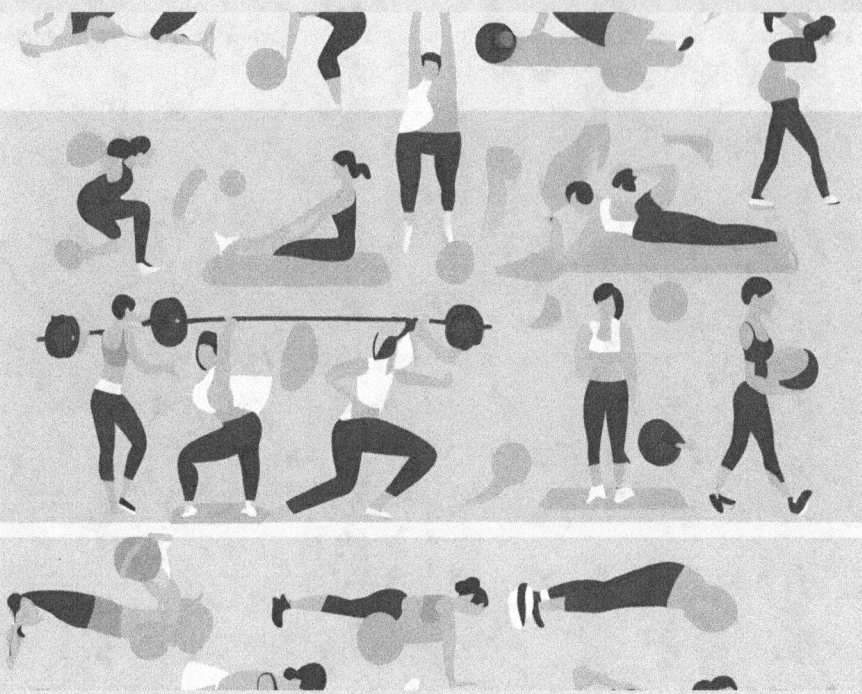

Descrizione: L'esercizio fisico regolare è una delle strategie più efficaci per gestire l'ansia a lungo termine. L'attività fisica stimola la produzione di endorfine, i cosiddetti "ormoni della felicità", che migliorano l'umore e riducono l'ansia.

Come fare:

- Scegli un'attività fisica che ti piace e che puoi praticare con costanza, come camminare, correre, nuotare, fare yoga o andare in bicicletta.
- Cerca di allenarti almeno 3-5 volte alla settimana per 30 minuti. L'importante è trovare un equilibrio che funzioni per te e che ti permetta di rimanere costante nel tempo.
- Integra esercizi di stretching e respirazione per aggiungere una componente rilassante alla tua routine di allenamento.

Benefici: Oltre a migliorare la salute fisica, l'esercizio riduce lo stress, migliora il sonno e aumenta l'autostima, tutti fattori che contribuiscono a ridurre l'ansia nel lungo termine.

3. Alimentazione Bilanciata e Idratazione

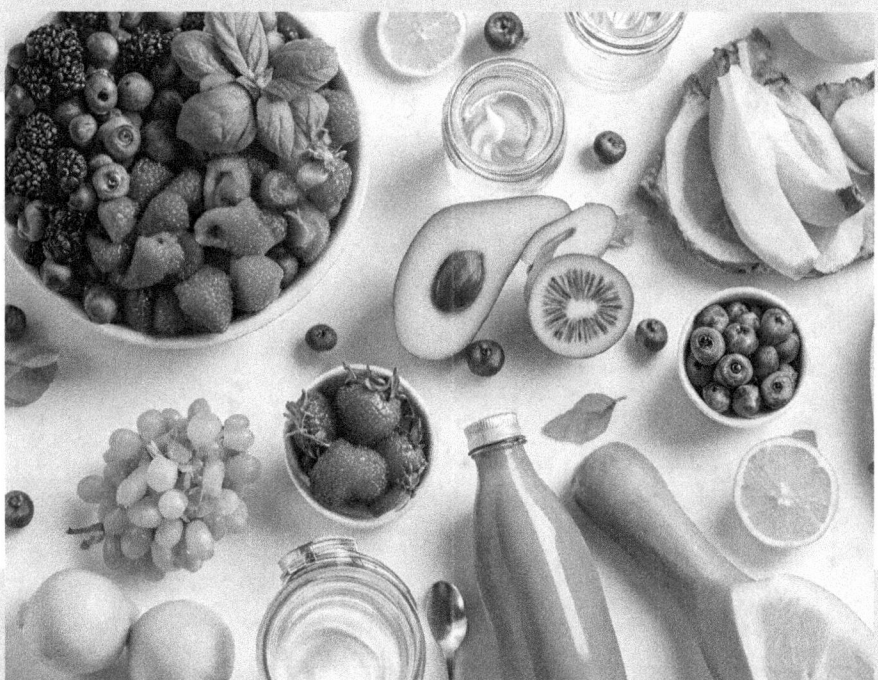

Descrizione: Un'alimentazione equilibrata e una corretta idratazione sono essenziali per mantenere stabili i livelli di energia e l'umore, riducendo l'ansia. Alcuni alimenti possono avere un impatto diretto sui livelli di stress e ansia, quindi è importante prestare attenzione a ciò che mangiamo.

Come fare:

- Mangia pasti regolari e bilanciati che includano una varietà di frutta, verdura, proteine magre, cereali integrali e grassi sani.
- Limita il consumo di zuccheri raffinati e caffeina, che possono aumentare i livelli di ansia.
- Bevi molta acqua durante il giorno per rimanere idratato. La disidratazione può causare sintomi simili all'ansia, come confusione mentale e irritabilità.

Benefici: Una dieta sana migliora la stabilità emotiva, l'energia e la concentrazione, contribuendo a ridurre l'ansia. Inoltre, fornisce al corpo e al cervello i nutrienti necessari per funzionare in modo ottimale.

4. Terapia Cognitivo-Comportamentale (CBT)

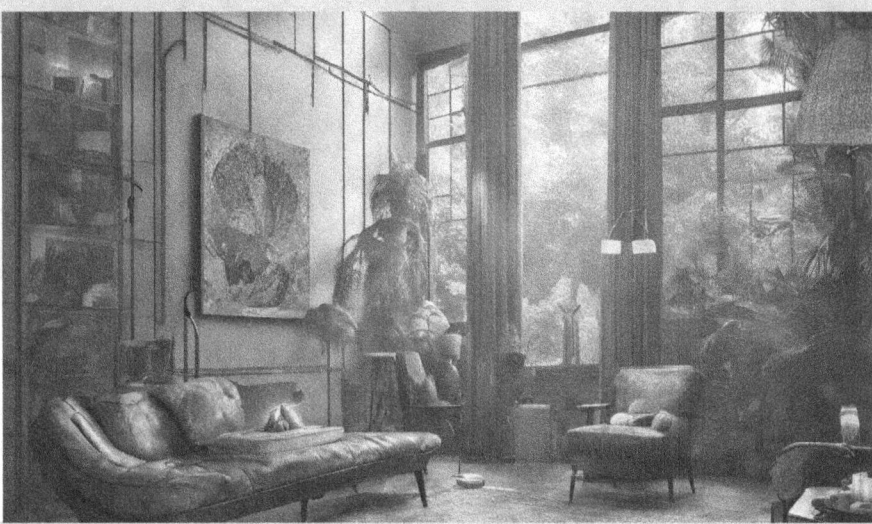

Descrizione: La terapia cognitivo-comportamentale è una forma di psicoterapia che si concentra sulla modificazione dei pensieri negativi e dei comportamenti disfunzionali. La CBT è ampiamente riconosciuta come una delle terapie più efficaci per l'ansia.

Come fare:

- Lavora con un terapeuta specializzato in CBT per identificare i pensieri negativi ricorrenti e sviluppare nuove modalità di pensiero e comportamento.
- Impara a riconoscere le distorsioni cognitive, come il pensiero catastrofico o il tutto-o-niente, e a sostituirle con pensieri più equilibrati e realistici.
- Partecipa a esercizi pratici e compiti a casa per applicare le tecniche CBT nella vita quotidiana.

Benefici: La CBT aiuta a cambiare il modo in cui percepisci e reagisci all'ansia, fornendoti strumenti concreti per gestire lo stress e migliorare la qualità della vita a lungo termine.

6. Costruire una Rete di Supporto

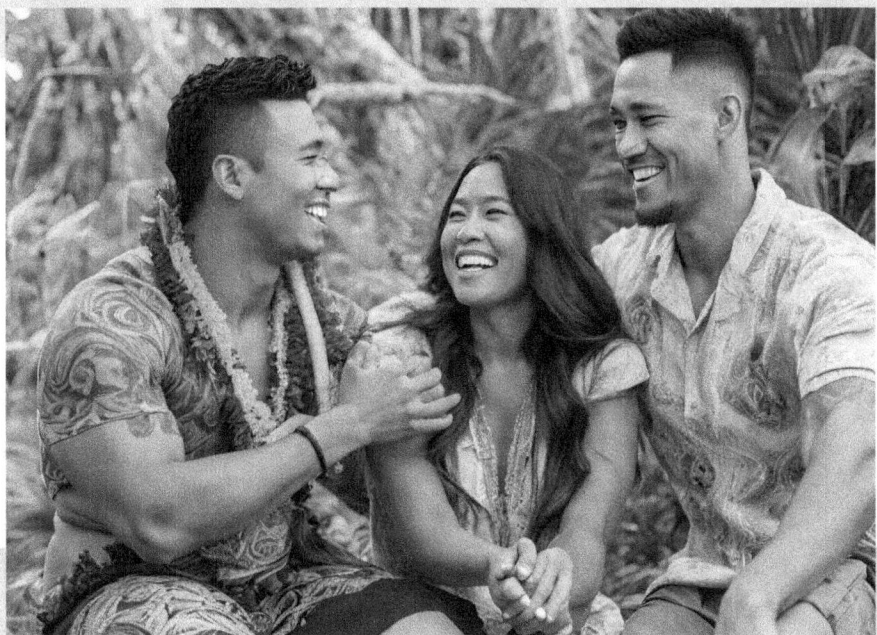

Descrizione: Le relazioni positive e il supporto sociale sono fondamentali per gestire l'ansia. Sentirsi connessi agli altri aiuta a ridurre la sensazione di isolamento che spesso accompagna l'ansia.

Come fare:

- Coltiva relazioni con persone che ti fanno sentire supportato e compreso. Questo può includere amici, familiari o gruppi di supporto.
- Partecipa a gruppi di supporto per l'ansia, dove puoi condividere le tue esperienze e ascoltare quelle degli altri, imparando nuove strategie di gestione.
- Non esitare a chiedere aiuto quando ne hai bisogno. Parlare apertamente dell'ansia può alleggerire il carico emotivo e fornire nuove prospettive.

Benefici: Una rete di supporto solida ti dà un senso di appartenenza e riduce l'impatto dell'ansia sulla tua vita. Sapere che non sei solo nelle tue lotte può essere estremamente rassicurante e motivante.

7. Imparare Nuove Abilità e Hobby

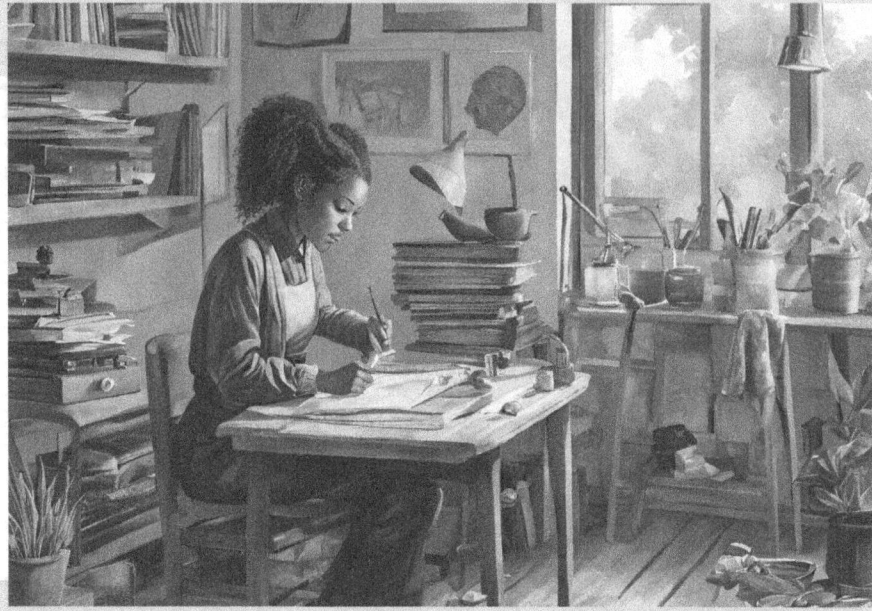

Descrizione: Imparare nuove abilità o dedicarsi a un hobby può aiutare a distrarre la mente dall'ansia e a fornire un senso di realizzazione e scopo. Queste attività ti permettono di concentrarti su qualcosa di positivo e di sviluppare nuove competenze.

Come fare:

- Sperimenta con nuovi hobby o attività che ti interessano, come la pittura, la cucina, la scrittura, o il giardinaggio.
- Partecipa a corsi o workshop per imparare nuove abilità e incontrare persone con interessi simili.
- Usa queste attività come momenti di pausa dalla routine quotidiana, permettendo alla tua mente di rilassarsi e di distogliersi dai pensieri ansiosi.

Benefici: Impegnarsi in attività che ti piacciono aumenta la tua autostima e riduce i livelli di stress e ansia. Ti permette anche di scoprire nuove passioni e di arricchire la tua vita quotidiana.

Conclusione

Le strategie a lungo termine per la gestione dell'ansia richiedono tempo e impegno, ma i benefici sono profondi e duraturi. Combinando tecniche come la mindfulness, l'esercizio fisico, una dieta sana, la CBT, una buona igiene del sonno, il supporto sociale e il tempo dedicato a hobby e interessi personali, puoi costruire una base solida per affrontare l'ansia in modo più efficace e resiliente. Con pazienza e costanza, queste strategie ti aiuteranno a migliorare la qualità della tua vita e a mantenere l'ansia sotto controllo.

Introduzione

Cos'è la CBT (Psicoterapia Cognitivo-Comportamentale)?

La Psicoterapia Cognitivo-Comportamentale, comunemente nota come CBT (Cognitive Behavioral Therapy), è una forma di psicoterapia breve e strutturata che si concentra sul legame tra pensieri, emozioni e comportamenti. La CBT parte dall'assunto che i nostri pensieri influenzano direttamente il modo in cui ci sentiamo e agiamo. Di conseguenza, modificando i pensieri disfunzionali o distorti, possiamo cambiare le emozioni negative e i comportamenti problematici che ne derivano.

Principi di Base della CBT

1. Il Modello Cognitivo: Secondo la CBT, non sono gli eventi in sé a causare le nostre emozioni, ma il modo in cui interpretiamo e pensiamo a quegli eventi. Ad esempio, se una persona interpreta un battito cardiaco accelerato come segno di un imminente attacco di cuore, potrebbe sviluppare ansia e panico. La CBT aiuta a riconoscere e correggere queste interpretazioni errate.
2. Comportamenti Appresi: La CBT sostiene che molti comportamenti problematici, come l'evitamento o le risposte impulsive, sono appresi nel tempo e possono essere disimparati attraverso interventi mirati. Ad esempio, se una persona con attacchi di panico evita costantemente situazioni che teme, ciò rafforza la sua ansia. La CBT lavora per modificare questi schemi di comportamento attraverso tecniche di esposizione graduale.
3. Tecniche di Esposizione: Nella CBT, l'esposizione graduale è una tecnica chiave per affrontare le paure. Consiste nel far sì che la persona si avvicini progressivamente alle situazioni che teme, fino a renderle meno minacciose. Ad esempio, una persona con paura degli spazi affollati potrebbe iniziare con brevi visite a luoghi moderatamente affollati, aumentando gradualmente il livello di esposizione.

1. Ristrutturazione Cognitiva: Questo è un processo centrale nella CBT, che consiste nell'identificare e sfidare i pensieri negativi e irrazionali. L'obiettivo è sostituire questi pensieri con interpretazioni più realistiche e positive. Ad esempio, anziché pensare "Non riuscirò mai a gestire questa situazione", la persona potrebbe imparare a pensare "Posso affrontare questa situazione passo dopo passo".
2. Focus sul Qui e Ora: La CBT si concentra principalmente sui problemi attuali e su come risolverli. Anche se il passato può essere esplorato, l'enfasi è posta sul migliorare il benessere presente attraverso il cambiamento di pensieri e comportamenti.

Efficacia della CBT

La CBT è ampiamente riconosciuta come una delle terapie più efficaci per il trattamento degli attacchi di panico e dell'ansia. Numerosi studi clinici hanno dimostrato che è efficace nel ridurre i sintomi di panico e nel migliorare la qualità della vita delle persone. Inoltre, la CBT è spesso preferita per la sua breve durata: la terapia può durare da poche settimane a qualche mese, con risultati che spesso si mantengono nel tempo.

In sintesi, la CBT offre un approccio pratico e orientato alla soluzione dei problemi, aiutando le persone a riconoscere i loro schemi di pensiero disfunzionali e a modificarli per migliorare la loro vita quotidiana.

La Storia di Marta - Liberarsi dalle Catene del Panico

- Profilo del Paziente: Marta, 32 anni, impiegata, madre di un bambino di 5 anni.
- Situazione di Partenza: Marta soffriva di attacchi di panico frequenti dopo un evento traumatico, portandola a evitare molte situazioni sociali.
- Intervento CBT:
  - Identificazione dei pensieri irrazionali.
  - Tecniche di esposizione graduale.
  - Ristrutturazione cognitiva.
  - Esercizi di rilassamento.
- Risultati: Riduzione significativa degli attacchi di panico, ritorno alla vita lavorativa e sociale.
- Citazione di Marta: "La CBT mi ha dato le chiavi per riprendere il controllo della mia vita. Ora so che l'ansia non è più il mio padrone."

La Storia di Giovanni - Vincere la Paura di Guidare

- Profilo del Paziente: Giovanni, 45 anni, impiegato, padre di due figli.
- Situazione di Partenza: Giovanni ha sviluppato attacchi di panico al volante dopo un incidente stradale. Questo lo ha portato a evitare di guidare, limitando fortemente la sua indipendenza.
- Intervento CBT:
  - Esposizione graduale alla guida, iniziando con brevi tratti.
  - Lavoro sui pensieri catastrofici legati alla guida.
  - Utilizzo di tecniche di rilassamento durante la guida.
- Risultati: Dopo alcuni mesi di terapia, Giovanni è tornato a guidare regolarmente e senza attacchi di panico.
- Citazione di Giovanni: "Non avrei mai pensato di poter tornare a guidare in serenità. La CBT mi ha dimostrato che potevo farcela."

La Storia di Anna - Affrontare la Paura dei Luoghi Affollati

- Profilo del Paziente: Anna, 28 anni, studentessa universitaria.
- Situazione di Partenza: Anna evitava luoghi affollati come centri commerciali e concerti per paura di avere un attacco di panico in pubblico.
- Intervento CBT:
  - Esposizione graduale ai luoghi affollati, iniziando con situazioni meno stressanti.
  - Ristrutturazione cognitiva dei pensieri legati alla paura del giudizio altrui.
  - Tecniche di gestione dell'ansia in situazioni sociali.
- Risultati: Anna è riuscita a frequentare nuovamente eventi sociali e vivere una vita normale senza paura costante.
- Citazione di Anna: "Ora posso godermi le uscite con gli amici senza sentirmi in trappola. La CBT mi ha ridato la mia libertà."

La Storia di Marco - Superare l'Ansia da Prestazione Lavorativa

- Profilo del Paziente: Marco, 40 anni, manager aziendale.
- Situazione di Partenza: Marco soffriva di attacchi di panico legati allo stress lavorativo e alla paura di non essere all'altezza delle aspettative.
- Intervento CBT:
  - Identificazione e ristrutturazione dei pensieri legati al fallimento e alla pressione lavorativa.
  - Tecniche di gestione dello stress sul lavoro.
  - Introduzione di abitudini di rilassamento e benessere.
- Risultati: Marco ha imparato a gestire lo stress e non ha più avuto attacchi di panico sul lavoro. Ha ritrovato la fiducia nelle sue capacità.
- Citazione di Marco: "La CBT mi ha insegnato a vedere il lavoro in una nuova prospettiva. Ora posso affrontare le sfide con calma e sicurezza."

La Storia di Laura - Riprendere il Controllo della Vita Sociale

- Profilo del Paziente: Laura, 35 anni, insegnante.
- Situazione di Partenza: Laura ha iniziato a evitare eventi sociali, convinta che gli attacchi di panico potessero colpirla da un momento all'altro, soprattutto in ambienti con molte persone.
- Intervento CBT:
  - Lavoro sui pensieri anticipatori negativi ("Sicuramente avrò un attacco").
  - Esposizione graduale in contesti sociali, con il supporto di tecniche di rilassamento.
  - Introduzione di pensieri più realistici e positivi riguardo alle sue capacità di gestione.
- Risultati: Laura ha progressivamente ripreso a partecipare a cene, eventi e incontri sociali, riducendo significativamente la frequenza degli attacchi.
- Citazione di Laura: "Pensavo che la mia vita sociale fosse finita, ma grazie alla CBT ho ripreso il controllo e posso di nuovo godermi i momenti con gli amici."

La Storia di Luca - Superare l'Ansia Generalizzata

- Profilo del Paziente: Luca, 29 anni, libero professionista.
- Situazione di Partenza: Luca soffriva di ansia generalizzata, con attacchi di panico legati a diverse situazioni quotidiane, come fare la spesa o parlare in pubblico.
- Intervento CBT:
  - Lavoro sui pensieri ansiosi ricorrenti ("E se succede qualcosa di brutto?").
  - Tecniche di esposizione in situazioni specifiche, come affrontare discorsi pubblici.
  - Esercizi di respirazione per ridurre l'intensità degli attacchi.
- Risultati: Luca ha ridotto l'ansia generalizzata e ha imparato a gestire con successo le situazioni che prima lo spaventavano.
- Citazione di Luca: "La CBT mi ha dato la sicurezza per affrontare le sfide quotidiane senza più sentirmi bloccato dall'ansia."
-

Esercizi e Tecniche CBT con Esempi
La Psicoterapia Cognitivo-Comportamentale (CBT) utilizza una serie di esercizi e tecniche pratiche per aiutare le persone a modificare i loro pensieri disfunzionali e comportamenti problematici. Di seguito sono riportati alcuni dei principali esercizi e tecniche della CBT, con esempi pratici che possono essere facilmente compresi e applicati.

1. Ristrutturazione Cognitiva (o Ristrutturazione del Pensiero)
Descrizione: La ristrutturazione cognitiva è una tecnica fondamentale della CBT che aiuta a identificare e modificare i pensieri negativi e distorti. Il terapeuta collabora con il paziente per analizzare i pensieri che causano disagio e per sostituirli con pensieri più equilibrati e realistici.

Esempio Pratico:
- Situazione: Marta ha un attacco di panico al supermercato.
- Pensiero Automatico Negativo: "Sto per svenire, devo uscire subito."
- Ristrutturazione Cognitiva: Il terapeuta aiuta Marta a sfidare questo pensiero. Si chiede: "Cosa c'è di concreto che suggerisce che sverrò?" e "Quali altre spiegazioni ci sono per il mio battito cardiaco accelerato?". Si arriva al pensiero alternativo: "È solo un momento di ansia, non significa che sverrò. Posso restare calma e gestirlo."
Esercizio: Il paziente può utilizzare un diario dei pensieri per annotare situazioni stressanti, i pensieri automatici che emergono, e i pensieri alternativi che ha sviluppato durante la ristrutturazione cognitiva.

2. Esposizione Graduale

Descrizione: L'esposizione graduale è una tecnica utilizzata per affrontare e superare le paure e le situazioni evitate. Si tratta di esporre il paziente in modo progressivo e controllato alla situazione temuta, riducendo gradualmente la risposta di panico.

Esempio Pratico:
- Situazione: Giovanni evita di guidare dopo aver avuto un attacco di panico al volante.
- Esposizione Graduale: Il terapeuta e Giovanni sviluppano una scala di esposizione, iniziando con attività meno stressanti, come sedersi al volante con l'auto ferma. Successivamente, Giovanni può guidare per brevi tragitti in luoghi sicuri, aumentando progressivamente la difficoltà fino a percorrere strade trafficate.

Esercizio: Giovanni potrebbe tenere traccia dei suoi progressi in un diario, annotando la situazione, il livello di ansia su una scala da 1 a 10, e i risultati ottenuti dopo l'esposizione.

3. Tecniche di Respirazione e Rilassamento

Descrizione: Queste tecniche aiutano a gestire i sintomi fisici dell'ansia, come la respirazione rapida e il battito cardiaco accelerato. Sono strumenti utili per calmarsi durante un attacco di panico.

Esempio Pratico:
- Situazione: Anna si sente sopraffatta in un centro commerciale affollato.
- Tecnica di Respirazione: Anna impara la respirazione diaframmatica, che consiste nell'inspirare profondamente per 4 secondi, trattenere il respiro per 2 secondi, e poi espirare lentamente per 6 secondi. Questo aiuta a calmare il sistema nervoso e ridurre l'ansia.

Esercizio: Anna può praticare questa tecnica ogni giorno per alcuni minuti, in modo da renderla un'abitudine e utilizzarla automaticamente in situazioni di ansia.

4. Tecnica STOPP

Descrizione: La tecnica STOPP è un'utile strategia per fermare i pensieri negativi e impulsivi, riflettere, e rispondere in modo più razionale.
Acronimo:

- S – Stop! Fermati prima di reagire.
- T – Take a breath (Respira). Fai un respiro profondo per calmarti.
- O – Observe (Osserva). Nota cosa sta accadendo, sia a livello di pensieri che di emozioni.
- P – Pull back (Allontanati). Distanzia te stesso dai pensieri negativi; chiediti se sono utili o realistici.
- P – Practice what works (Pratica ciò che funziona). Scegli una risposta che sia più utile o produttiva.

Esempio Pratico:

- Situazione: Marco sente che la pressione lavorativa sta per sopraffarlo e teme di avere un attacco di panico.
- Tecnica STOPP: Prima di lasciarsi prendere dal panico, Marco si ferma, respira profondamente, osserva i suoi pensieri ("Devo fare tutto subito o fallirò"), si allontana da questo pensiero ("Non è realistico, posso gestire le cose una alla volta"), e sceglie di rispondere lavorando in modo calmo e organizzato.

Esercizio: Marco può utilizzare la tecnica STOPP ogni volta che avverte i primi segnali di stress e annotare i risultati nel suo diario.

5. Sviluppo di Pensieri Positivi Alternativi

Descrizione: Questa tecnica aiuta a sostituire i pensieri negativi con affermazioni positive che promuovono fiducia e calma.
Esempio Pratico:

- Situazione: Laura ha paura di partecipare a un evento sociale per timore di essere giudicata.
- Pensiero Positivo Alternativo: Invece di pensare "Tutti noteranno che sono ansiosa", Laura pratica il pensiero positivo "Posso affrontare questa situazione. Le persone sono più interessate a godersi la serata che a giudicarmi."

Esercizio: Laura può scrivere una lista di pensieri positivi alternativi per le situazioni che la preoccupano e leggerla ogni volta che si sente ansiosa.

6. Programmazione delle Attività (Behavioral Activation)

Descrizione: Questa tecnica si concentra sul pianificare attività gratificanti o significative per rompere il ciclo di inattività e depressione che spesso accompagna l'ansia cronica e gli attacchi di panico.

Esempio Pratico:
- Situazione: Luca ha smesso di fare attività che amava a causa dell'ansia, come fare jogging.
- Programmazione delle Attività: Il terapeuta aiuta Luca a reintegrare gradualmente queste attività nella sua vita. Inizia programmando piccole sessioni di jogging, anche solo per 10 minuti, aumentando progressivamente il tempo.

Esercizio: Luca può creare un calendario settimanale con attività programmate, monitorando il suo umore e il livello di ansia prima e dopo ogni attività.

7. Mindfulness e Accettazione

Descrizione: La mindfulness è una tecnica che aiuta a focalizzarsi sul presente, accettando i pensieri e le emozioni senza giudizio. Non si tratta di cambiare i pensieri, ma di osservare le esperienze interiori con distacco.

Esempio Pratico:
- Situazione: Marta si sente travolta dall'ansia anticipatoria prima di un evento sociale.
- Mindfulness: Marta pratica una meditazione di consapevolezza, concentrandosi sul respiro e osservando i suoi pensieri ansiosi come se fossero nuvole che passano nel cielo, senza cercare di combatterli o modificarli.

Esercizio: Marta può dedicare 10-15 minuti al giorno alla pratica della mindfulness, imparando a osservare i suoi pensieri senza reagire ad essi.

Questi esercizi e tecniche della CBT offrono strumenti pratici che i pazienti possono utilizzare nella loro vita quotidiana per gestire l'ansia e gli attacchi di panico. La chiave è la pratica costante e la pazienza, poiché il cambiamento richiede tempo e impegno.

Stile di Vita Sano: Alimentazione, Esercizio Fisico e Sonno

Uno stile di vita sano gioca un ruolo cruciale nel supportare la salute mentale e nel gestire l'ansia e gli attacchi di panico. Oltre alla Psicoterapia Cognitivo-Comportamentale (CBT), l'adozione di buone abitudini alimentari, l'esercizio fisico regolare e un sonno adeguato possono aiutare a ridurre lo stress e migliorare il benessere generale.

1. Alimentazione e Benessere Mentale

La connessione tra ciò che mangiamo e come ci sentiamo è forte. Un'alimentazione equilibrata può influenzare positivamente l'umore e ridurre i sintomi d'ansia.

- Evitare Caffeina e Zuccheri in Eccesso: La caffeina può aumentare l'ansia e scatenare sintomi fisici simili a quelli degli attacchi di panico, come il battito cardiaco accelerato. Gli zuccheri raffinati, sebbene possano dare un'immediata scarica di energia, spesso portano a cali energetici che possono influenzare negativamente l'umore.
- Scegliere Cibi Ricchi di Nutrienti: Alimenti ricchi di vitamine del gruppo B (come cereali integrali, verdure a foglia verde e legumi) e acidi grassi omega-3 (come pesce, noci e semi di lino) supportano la funzione cerebrale e possono ridurre l'ansia. Anche cibi ricchi di magnesio (come spinaci e mandorle) possono aiutare a regolare i livelli di stress.
- Idratazione Adeguata: Bere abbastanza acqua è fondamentale per mantenere il corpo e la mente in equilibrio. La disidratazione può causare irritabilità e confusione mentale.

Esempio Pratico:
- Situazione: Giovanni, che soffre di ansia, nota che il suo livello di nervosismo aumenta dopo aver bevuto caffè al mattino. Decide di sostituirlo con tè verde o infusi alle erbe, notando un miglioramento nei suoi sintomi.

2. Esercizio Fisico Regolare

L'esercizio fisico è un potente alleato nella gestione dell'ansia e degli attacchi di panico. L'attività fisica aiuta a rilasciare endorfine, i "neurotrasmettitori del benessere", che migliorano l'umore e riducono lo stress.

- Attività Aerobiche: Camminare, correre, nuotare o andare in bicicletta possono ridurre i livelli di ansia e migliorare la salute fisica. L'attività aerobica regolare può anche migliorare la qualità del sonno, che è strettamente collegata alla salute mentale.
- Esercizi di Forza e Flessibilità: Anche attività come lo yoga o il pilates, che combinano esercizi di forza e flessibilità, possono essere utili per ridurre la tensione muscolare e promuovere il rilassamento.
- Routine di Esercizio: Stabilire una routine di esercizio costante, anche solo 30 minuti al giorno, può fare una grande differenza nel lungo termine.

Esempio Pratico:
- Situazione: Laura ha difficoltà a gestire l'ansia sociale. Inizia a fare jogging ogni mattina per 20 minuti e nota che le sue giornate diventano più serene e gestisce meglio le situazioni stressanti.

3. Sonno di Qualità

Il sonno è essenziale per il recupero fisico e mentale. Una buona qualità del sonno può ridurre i sintomi di ansia e migliorare la resilienza allo stress.

- Routine del Sonno Regolare: Andare a letto e svegliarsi alla stessa ora ogni giorno aiuta a regolare l'orologio biologico e migliorare la qualità del sonno.
- Ambiente di Sonno Confortevole: Creare un ambiente favorevole al sonno (camera buia, silenziosa, temperatura adeguata) può facilitare il riposo. Evitare l'uso di dispositivi elettronici prima di dormire riduce l'esposizione alla luce blu, che interferisce con la produzione di melatonina, l'ormone del sonno.
- Tecniche di Rilassamento Prima di Dormire: Praticare tecniche di rilassamento come la respirazione profonda o la meditazione mindfulness può aiutare a calmare la mente e preparare il corpo al sonno.

Esempio Pratico:

- Situazione: Luca soffre di insonnia e ansia generalizzata. Decide di creare una routine serale che include spegnere i dispositivi elettronici un'ora prima di dormire, leggere un libro rilassante e praticare esercizi di respirazione. Con il tempo, nota un miglioramento nella qualità del sonno e una riduzione dei livelli di ansia.

Consigli Aggiuntivi

- Equilibrio tra Lavoro e Vita Personale: Bilanciare gli impegni lavorativi con il tempo per sé stessi, il riposo e le attività piacevoli è fondamentale per mantenere una buona salute mentale.
- Attività di Relax: Oltre a esercizio fisico e sonno, è utile dedicare tempo a hobby e attività che rilassano la mente, come leggere, ascoltare musica o praticare arti creative.

Adottando un'alimentazione sana, facendo esercizio fisico regolarmente e migliorando il sonno, è possibile ridurre l'ansia e gli attacchi di panico, aumentando il proprio benessere complessivo. Questi cambiamenti nello stile di vita, combinati con la CBT, possono produrre effetti duraturi e significativi.

L'Importanza di Evitare Sostanze Stimolanti

Le sostanze stimolanti, come la caffeina, la nicotina e alcuni farmaci, possono avere un impatto significativo sull'ansia e sugli attacchi di panico. Per chi soffre di ansia, evitare o ridurre il consumo di queste sostanze è un passo fondamentale per migliorare la qualità della vita e gestire i sintomi.

1. Caffeina

Descrizione: La caffeina è uno stimolante presente in caffè, tè, bevande energetiche, cioccolato e alcuni farmaci da banco. Sebbene possa fornire una rapida sferzata di energia, può anche aumentare l'ansia, il nervosismo e l'irritabilità.

Impatto sulla Salute Mentale:

- Aumento dell'Ansia: La caffeina stimola il sistema nervoso centrale, che può intensificare i sintomi dell'ansia e, in alcuni casi, scatenare attacchi di panico. Può causare tachicardia, tremori e sensazioni di "essere fuori controllo", sintomi che possono essere confusi con un attacco di panico.
- Disturbi del Sonno: La caffeina può interferire con il sonno, che è essenziale per il recupero mentale e fisico. La mancanza di sonno può peggiorare i sintomi d'ansia, creando un ciclo negativo.

Esempio Pratico:

Situazione: Marta, che soffre di ansia, nota che la sua ansia aumenta dopo aver bevuto caffè. Decide di ridurre gradualmente il consumo di caffè e sostituirlo con tè decaffeinato o tisane rilassanti, notando un miglioramento nei suoi sintomi.

2. Nicotina

Descrizione: La nicotina, presente nelle sigarette e nei prodotti del tabacco, è una sostanza stimolante che aumenta la frequenza cardiaca e la pressione sanguigna. Molte persone usano la nicotina come un meccanismo di coping per lo stress, ma i suoi effetti a lungo termine possono peggiorare l'ansia.

Impatto sulla Salute Mentale:

- Effetto Paradossale: Sebbene la nicotina possa inizialmente sembrare rilassante, è in realtà uno stimolante che può aumentare i livelli di ansia. Quando l'effetto della nicotina svanisce, l'ansia può peggiorare, portando a un ciclo di dipendenza.
- Aumento dell'Irritabilità: La mancanza di nicotina tra una sigaretta e l'altra può aumentare l'irritabilità e l'ansia, alimentando ulteriormente la dipendenza e rendendo difficile la gestione dello stress senza il fumo.

Esempio Pratico:

- Situazione: Luca fuma regolarmente per alleviare lo stress, ma si rende conto che il fumo a lungo termine peggiora la sua ansia. Decide di smettere gradualmente, sostituendo il fumo con esercizi di respirazione e tecniche di rilassamento per gestire l'ansia.

3. Alcool

Descrizione: Anche se l'alcol non è uno stimolante, è importante menzionarlo poiché può influenzare l'ansia in modo negativo. Molte persone usano l'alcol per "rilassarsi", ma il consumo eccessivo può avere effetti negativi sulla salute mentale.

Impatto sulla Salute Mentale:

- Effetti Rebound: Sebbene l'alcol possa inizialmente ridurre l'ansia, una volta che l'effetto svanisce, l'ansia può peggiorare. Questo fenomeno è noto come effetto rebound.
- Interferenza con il Sonno: L'alcol può interferire con la qualità del sonno, aggravando l'ansia e riducendo la capacità del corpo di recuperare dallo stress.

Esempio Pratico:

- Situazione: Laura beve un bicchiere di vino ogni sera per rilassarsi, ma si sveglia spesso ansiosa la mattina dopo. Decide di ridurre gradualmente l'alcol e optare per attività rilassanti come lo yoga prima di dormire.

4. Farmaci Stimolanti e Droghe Ricreative

Descrizione: Alcuni farmaci da prescrizione e droghe ricreative, come le anfetamine o la cocaina, sono potenti stimolanti che possono avere effetti devastanti sull'ansia.

Impatto sulla Salute Mentale:

- Aumento dei Sintomi d'Ansia: Questi stimolanti possono causare tachicardia, agitazione e sensazioni di paranoia, che possono intensificare o scatenare attacchi di panico.
- Dipendenza e Crisi d'Astinenza: L'uso di queste sostanze può portare a dipendenza, e la loro mancanza può provocare crisi d'astinenza che peggiorano ulteriormente l'ansia.

Esempio Pratico:

- Situazione: Giovanni utilizza farmaci stimolanti per migliorare la concentrazione durante il lavoro, ma nota che la sua ansia è fuori controllo. Dopo una discussione con il suo medico, decide di sospendere l'uso di questi farmaci e cercare alternative non stimolanti.

Consigli per Ridurre l'Assunzione di Sostanze Stimolanti

- Riduzione Graduale: Se si è abituati a consumare caffeina o nicotina, una riduzione graduale può aiutare a evitare sintomi di astinenza e a mantenere il controllo sull'ansia.
- Sostituti Salutari: Sostituire il caffè con tisane rilassanti, l'alcol con bevande analcoliche o l'uso del tabacco con la gomma da masticare o tecniche di respirazione può aiutare a ridurre la dipendenza da stimolanti.
- Supporto Professionale: Se l'uso di sostanze stimolanti è diventato una dipendenza, cercare il supporto di un professionista della salute mentale o un gruppo di sostegno può essere fondamentale.

In conclusione, evitare o ridurre il consumo di sostanze stimolanti è essenziale per chi soffre di ansia e attacchi di panico. Con l'aiuto della CBT e uno stile di vita sano, è possibile migliorare significativamente il proprio benessere mentale.

Consigli Pratici e Piani di Azione per Gestire l'Ansia e gli Attacchi di Panico

Quando si affrontano l'ansia e gli attacchi di panico, avere a disposizione strategie pratiche e piani di azione concreti può fare la differenza nel quotidiano. Di seguito vengono presentati alcuni consigli pratici che possono aiutare a gestire i sintomi e prevenire futuri episodi.

1. Creare un Piano di Emergenza per gli Attacchi di Panico

Descrizione: Avere un piano predefinito per gestire un attacco di panico può aiutare a sentirsi più preparati e a ridurre la paura dell'evento stesso.

Piano di Azione:
- Passo 1: Riconoscere i segni di un attacco di panico in arrivo. Prendere consapevolezza dei sintomi fisici e mentali (come palpitazioni, sudorazione, senso di soffocamento).
- Passo 2: Praticare la respirazione diaframmatica o la tecnica 4-7-8 (inspirare per 4 secondi, trattenere il respiro per 7 secondi, espirare per 8 secondi).
- Passo 3: Utilizzare una tecnica di grounding, come descrivere 5 cose che vedi, 4 cose che puoi toccare, 3 cose che puoi sentire, 2 cose che puoi annusare e 1 cosa che puoi gustare.
- Passo 4: Ripetere affermazioni positive come "Questo è solo un momento temporaneo, posso superarlo".
- Passo 5: Se possibile, spostarsi in un luogo tranquillo e sicuro fino a che i sintomi si attenuano.

Esempio Pratico:
- Situazione: Durante un viaggio in treno, Marco sente che sta per avere un attacco di panico. Utilizza la tecnica di respirazione 4-7-8 e si concentra su ciò che vede fuori dal finestrino. Dopo qualche minuto, i sintomi iniziano a diminuire.

2. Organizzare una Routine Quotidiana

Descrizione: Avere una routine quotidiana stabile può aiutare a ridurre l'ansia e a creare un senso di sicurezza e controllo nella propria vita.
Piano di Azione:
- Stabilire Orari Fissi: Andare a letto e svegliarsi alla stessa ora ogni giorno. Programmare pasti regolari e spuntini salutari.
- Pianificare Attività Piacevoli: Inserire nella giornata attività che danno piacere o soddisfazione, come fare una passeggiata, leggere un libro o dedicarsi a un hobby.
- Gestione del Tempo: Utilizzare una lista di cose da fare o un'app per la gestione del tempo per organizzare le attività lavorative e personali, evitando sovraccarichi.

Esempio Pratico:
- Situazione: Laura si sente spesso sopraffatta dal lavoro e dagli impegni familiari. Decide di creare una routine mattutina che include 10 minuti di meditazione e una breve passeggiata prima di iniziare la giornata lavorativa. Questo la aiuta a sentirsi più calma e focalizzata.

3. Praticare Tecniche di Rilassamento Regolarmente

Descrizione: Integrare tecniche di rilassamento nella routine quotidiana può aiutare a ridurre lo stress accumulato e a prevenire gli attacchi di panico.

Piano di Azione:
- Meditazione Mindfulness: Dedica 10-15 minuti al giorno alla meditazione mindfulness, concentrandoti sul respiro o su una visualizzazione positiva.
- Progressive Muscle Relaxation (Rilassamento Muscolare Progressivo): Contrai e rilassa lentamente ciascun gruppo muscolare del corpo, partendo dai piedi fino alla testa.
- Esercizi di Respirazione Profonda: Pratica esercizi di respirazione profonda per calmare il sistema nervoso, specialmente in situazioni di stress.

Esempio Pratico:
- Situazione: Giovanni utilizza la tecnica di rilassamento muscolare progressivo ogni sera prima di dormire, e nota un miglioramento nel sonno e una riduzione dell'ansia durante la giornata.

4. Evitare Fattori Scatenanti Noti

Descrizione: Identificare ed evitare situazioni, sostanze o abitudini che scatenano l'ansia può essere una strategia efficace.

Piano di Azione:
- Evitare la Caffeina: Ridurre o eliminare il consumo di caffè, tè, bevande energetiche e cioccolato.
- Evitare Sostanze Stimolanti: Evitare l'uso di nicotina, alcol e droghe ricreative che possono peggiorare i sintomi dell'ansia.
- Limitare l'Esposizione allo Stress: Se possibile, ridurre l'esposizione a situazioni o persone che causano stress eccessivo. Imparare a dire "no" quando necessario.

Esempio Pratico:
- Situazione: Marta ha notato che la caffeina aumenta la sua ansia. Decide di passare al tè decaffeinato e nota un miglioramento nei suoi livelli di ansia.

5. Creare una Rete di Supporto

Descrizione: Avere una rete di persone di fiducia con cui parlare e condividere le proprie preoccupazioni può aiutare a sentirsi meno soli e a gestire meglio l'ansia.

Piano di Azione:
- Coinvolgere Amici e Famiglia: Parlare apertamente con amici e familiari di fiducia riguardo all'ansia e agli attacchi di panico, chiedendo supporto quando necessario.
- Partecipare a Gruppi di Sostegno: Unirsi a gruppi di supporto locali o online può offrire un senso di comunità e comprensione da parte di persone che stanno affrontando situazioni simili.
- Consultare un Professionista: Mantenere regolari appuntamenti con un terapeuta o un consulente per monitorare i progressi e ricevere supporto continuo.

Esempio Pratico:
- Situazione: Luca trova difficile parlare della sua ansia, ma decide di confidarsi con un amico stretto. Questo lo aiuta a sentirsi più supportato e a ridurre la sensazione di isolamento.

6. Implementare una Dieta Sana e Bilanciata

Descrizione: Una dieta equilibrata ricca di nutrienti essenziali può aiutare a mantenere stabili i livelli di energia e migliorare l'umore.

Piano di Azione:
- Cibi Ricchi di Nutrienti: Includere nella dieta cereali integrali, verdure a foglia verde, frutta fresca, noci e semi.
- Ridurre Zuccheri e Carboidrati Raffinati: Limitare il consumo di zuccheri aggiunti e carboidrati raffinati, che possono causare fluttuazioni nei livelli di energia e umore.
- Mantenere una Buona Idratazione: Bere acqua regolarmente durante il giorno per evitare la disidratazione, che può peggiorare i sintomi d'ansia.
-

Esempio Pratico:
- Situazione: Laura nota che i pasti ricchi di zuccheri la fanno sentire stanca e irritabile. Decide di sostituire gli snack dolci con frutta fresca e noci, notando un miglioramento nel suo umore.

Considerazioni Finali

Adottare questi consigli pratici e piani di azione può aiutare a gestire l'ansia e prevenire gli attacchi di panico. È importante ricordare che ogni persona è unica, quindi alcune strategie potrebbero funzionare meglio di altre. La chiave è essere costanti, pazienti e aperti a modificare le proprie abitudini per trovare ciò che funziona meglio per il proprio benessere mentale e fisico.

Gestione dello Stress: Tecniche di Gestione dello Stress Quotidiano

Lo stress quotidiano è una parte inevitabile della vita, ma imparare a gestirlo in modo efficace può ridurre l'impatto negativo sulla salute mentale e prevenire episodi di ansia e attacchi di panico. Di seguito sono presentate alcune tecniche pratiche per affrontare lo stress nella vita di tutti i giorni.

1. Tecniche di Respirazione Profonda

Descrizione: La respirazione profonda è una tecnica semplice ma potente per calmare il sistema nervoso e ridurre immediatamente la sensazione di stress.

Come Fare:
- Posizione: Siediti o sdraiati in una posizione confortevole.
- Esercizio: Inspira lentamente e profondamente attraverso il naso per 4 secondi, trattieni il respiro per 4-7 secondi, quindi espira lentamente attraverso la bocca per 6-8 secondi.
- Ripetizione: Ripeti il ciclo per almeno 5 minuti o fino a quando ti senti più rilassato.

Esempio Pratico:
- Situazione: Durante una giornata di lavoro stressante, Giovanni si prende una pausa di 5 minuti per praticare la respirazione profonda, notando un immediato senso di calma.

2. Pratica della Mindfulness

Descrizione: La mindfulness consiste nel portare l'attenzione al momento presente, senza giudicare. Questa tecnica aiuta a ridurre lo stress riportando la mente al qui e ora.

Come Fare:
- Meditazione di 5 Minuti: Siediti comodamente, chiudi gli occhi e concentrati sul tuo respiro. Nota i pensieri che emergono, ma lasciali andare senza soffermarti su di essi. Continua a riportare l'attenzione al respiro.
- Mindfulness nelle Attività Quotidiane: Sii consapevole di ciò che fai nel momento presente, come lavare i piatti o camminare, concentrandoti sulle sensazioni fisiche e sui suoni intorno a te.

Esempio Pratico:
- Situazione: Laura si sente spesso stressata durante il tragitto in metropolitana. Decide di praticare la mindfulness, concentrandosi sui suoni e sulle sensazioni del viaggio, riducendo così l'ansia.

3. Gestione del Tempo e Organizzazione

Descrizione: Pianificare e organizzare le proprie attività quotidiane può ridurre la sensazione di sopraffazione e aumentare la produttività.

Come Fare:
- Prioritizzazione: Identifica le attività più importanti della giornata e affrontale per prime. Usa la matrice di Eisenhower (urgente/importante) per decidere cosa fare subito, cosa delegare, cosa posticipare e cosa eliminare.
- Breakdown delle Attività: Suddividi i compiti complessi in passi più piccoli e gestibili. Ciò riduce lo stress e rende i compiti più affrontabili.
- Pausa Programmate: Programma pause regolari per rilassarti e ricaricarti durante la giornata. Anche solo 5 minuti di pausa ogni ora possono fare una grande differenza.

Esempio Pratico:
- Situazione: Marta è spesso sopraffatta dalle scadenze al lavoro. Inizia a usare una lista di cose da fare e a suddividere i compiti in attività più piccole, il che la aiuta a gestire meglio il tempo e a ridurre lo stress.

4. Attività Fisica Regolare

Descrizione: L'esercizio fisico è uno dei modi più efficaci per ridurre lo stress, poiché rilascia endorfine, migliora l'umore e promuove il rilassamento.

Come Fare:
- Attività Aerobiche: Cammina, corri o nuota per almeno 30 minuti al giorno. Anche una breve camminata può fare una grande differenza.
- Yoga o Tai Chi: Queste discipline combinano movimento fisico e respirazione controllata, aiutando a rilassare il corpo e la mente.
- Stretching: Prenditi qualche minuto per fare stretching durante il giorno, soprattutto se trascorri molto tempo seduto.

Esempio Pratico:
- Situazione: Luca si sente spesso teso dopo lunghe ore di lavoro alla scrivania. Inizia a fare una passeggiata durante la pausa pranzo, notando un miglioramento nel suo umore e una riduzione dello stress.

5. Tecniche di Rilassamento Muscolare Progressivo

Descrizione: Questa tecnica consiste nel contrarre e rilassare lentamente ciascun gruppo muscolare del corpo per alleviare la tensione fisica.

Come Fare:
- Inizia dai Piedi: Contrai i muscoli dei piedi per 5-10 secondi, quindi rilassali completamente. Continua a fare lo stesso con i polpacci, le cosce, i glutei, l'addome, il petto, le mani, le braccia, le spalle e il viso.
- Consapevolezza del Rilassamento: Focalizza l'attenzione sulla differenza tra tensione e rilassamento in ogni muscolo.

Esempio Pratico:
- Situazione: Giovanni soffre di tensione muscolare a causa dello stress. Ogni sera, prima di dormire, pratica il rilassamento muscolare progressivo, notando una riduzione della tensione e un miglioramento del sonno.

6. Mantenere una Vita Sociale Attiva

Descrizione: Il supporto sociale è fondamentale per la gestione dello stress. Condividere le proprie preoccupazioni con amici, familiari o un gruppo di sostegno può alleviare il carico emotivo.

Come Fare:
- Incontri Sociali: Organizza incontri regolari con amici e familiari. Anche una breve chiacchierata con qualcuno di fiducia può ridurre lo stress.
- Gruppi di Sostegno: Considera di unirti a un gruppo di supporto per condividere esperienze e strategie di gestione dello stress.
- Comunicazione Aperta: Esprimi i tuoi sentimenti e preoccupazioni in modo assertivo, senza accumulare tensioni emotive.

Esempio Pratico:
- Situazione: Laura si sente isolata a causa dello stress lavorativo. Decide di incontrarsi con un'amica una volta a settimana per parlare e rilassarsi, trovando conforto nel condividere i suoi pensieri.

7. Ridurre l'Esposizione a Notizie e Social Media

Descrizione: L'esposizione costante a notizie negative o il confronto sui social media possono aumentare lo stress e l'ansia.

Come Fare:
- Limitare il Tempo sui Social Media: Imposta un limite di tempo giornaliero per l'uso dei social media e segui solo account che ti ispirano o ti fanno sentire bene.
- Selezionare le Fonti di Notizie: Leggi notizie solo da fonti affidabili e limitane la lettura a una o due volte al giorno, evitando di immergerti in un ciclo continuo di notizie.
- Digitale Detox: Prendi una pausa dai dispositivi elettronici e passa del tempo all'aperto o impegnato in attività non digitali.
-

Esempio Pratico:
- Situazione: Luca si sente sopraffatto dalle notizie quotidiane e dall'uso eccessivo dei social media. Decide di limitare il suo tempo online a 30 minuti al giorno e nota una significativa riduzione dello stress.

Considerazioni Finali

Gestire lo stress quotidiano richiede consapevolezza, disciplina e l'adozione di tecniche pratiche che funzionano per il proprio stile di vita. Integrando queste tecniche nella routine quotidiana, è possibile ridurre lo stress e migliorare il benessere complessivo. È importante essere costanti e flessibili, adattando le strategie alle proprie esigenze per ottenere i migliori risultati.
Esercizi di Pianificazione e Organizzazione per la Gestione dello Stress
Una buona pianificazione e organizzazione delle attività quotidiane non solo aumenta la produttività, ma riduce anche lo stress. Di seguito sono descritti alcuni esercizi pratici per migliorare le capacità di pianificazione e gestione del tempo, aiutando a creare una vita più bilanciata e meno stressante.

1. Creare una Lista di Priorità Giornaliera

Descrizione: Questo esercizio ti aiuta a identificare e concentrarti sulle attività più importanti della giornata, riducendo la sensazione di sopraffazione.

Come Fare:
- Passo 1: All'inizio della giornata (o la sera prima), scrivi tutte le cose che devi fare su un foglio o in un'app per le liste.
- Passo 2: Classifica ciascuna attività in base alla sua importanza e urgenza. Puoi usare la matrice di Eisenhower:
  - Urgente e importante: Fai subito.
  - Importante ma non urgente: Pianifica nel tempo libero.
  - Urgente ma non importante: Delegalo, se possibile.
  - Non urgente e non importante: Eliminalo o posticipalo.
- Passo 3: Concentrati prima sulle attività nella categoria "urgente e importante", completando una cosa alla volta.

Esempio Pratico:
- Situazione: Marta si sente sopraffatta dalle troppe cose da fare. Inizia a creare una lista di priorità ogni mattina e si concentra su una cosa alla volta, riducendo così lo stress e aumentando la produttività.

2. Utilizzare la Tecnica del Time Blocking

Descrizione: Il time blocking consiste nel suddividere la giornata in blocchi di tempo dedicati a specifiche attività. Questo metodo aiuta a mantenere la concentrazione e a gestire meglio il tempo.

Come Fare:
- Passo 1: Prendi un calendario o un'app per la gestione del tempo.
- Passo 2: Dividi la tua giornata in blocchi di tempo specifici per ogni attività importante. Ad esempio, puoi dedicare 9-11 al lavoro su un progetto, 11-12 alle email, 12-13 al pranzo, ecc.
- Passo 3: Rispetta i tempi assegnati a ciascun blocco. Se un'attività richiede più tempo, pianifica un nuovo blocco successivo per completarla.

Esempio Pratico:
- Situazione: Giovanni ha difficoltà a gestire il tempo tra lavoro, studio e vita personale. Inizia a usare il time blocking e nota che riesce a completare più compiti senza sentirsi sopraffatto.

3. Applicare la Tecnica del Pomodoro

Descrizione: La tecnica del Pomodoro è una strategia di gestione del tempo che migliora la concentrazione e riduce la procrastinazione, alternando periodi di lavoro intenso con brevi pause.

Come Fare:
- Passo 1: Imposta un timer per 25 minuti (chiamato "pomodoro").
- Passo 2: Lavora su un singolo compito fino a quando il timer suona.
- Passo 3: Prenditi una pausa di 5 minuti, poi ripeti il ciclo. Dopo 4 pomodori, prenditi una pausa più lunga (15-30 minuti).

Esempio Pratico:
- Situazione: Laura trova difficile mantenere la concentrazione sul lavoro. Inizia a usare la tecnica del Pomodoro, migliorando la sua efficienza e riducendo lo stress.

4. Creare un Piano Settimanale

Descrizione: Pianificare in anticipo le attività settimanali aiuta a bilanciare lavoro, responsabilità personali e tempo libero, riducendo così il rischio di sovraccarico.

Come Fare:
- Passo 1: Ogni domenica sera (o all'inizio della settimana), prendi 15-30 minuti per pianificare la settimana successiva.
- Passo 2: Inserisci nel tuo calendario impegni lavorativi, personali e di relax. Assegna a ciascun compito un giorno e un orario specifico.
- Passo 3: Lascia del tempo libero per imprevisti o per attività rilassanti, in modo da non sovraccaricare la settimana.

Esempio Pratico:
- Situazione: Luca ha spesso difficoltà a bilanciare il lavoro con le sue passioni. Inizia a pianificare la sua settimana in anticipo e nota che riesce a dedicare più tempo alle attività che gli piacciono, riducendo lo stress.

5. Creare una Visione a Lungo Termine con la "Ruota della Vita"

Descrizione: La "Ruota della Vita" è un esercizio che aiuta a valutare diverse aree della vita (lavoro, famiglia, salute, divertimento, ecc.) e a creare obiettivi di lungo termine per raggiungere un equilibrio.

Come Fare:
- Passo 1: Disegna un cerchio diviso in spicchi, ognuno rappresentante una diversa area della vita (lavoro, relazioni, salute, finanze, crescita personale, divertimento, ecc.).
- Passo 2: Valuta la tua soddisfazione in ogni area su una scala da 1 a 10, segnando i punteggi sui rispettivi spicchi.
- Passo 3: Identifica le aree in cui vuoi migliorare e stabilisci obiettivi a lungo termine. Pianifica azioni concrete da intraprendere per migliorare ciascuna area.
-

Esempio Pratico:
- Situazione: Marta si rende conto che sta trascurando la sua salute a causa del lavoro. Decide di pianificare allenamenti regolari e di migliorare la sua alimentazione per bilanciare meglio la sua "Ruota della Vita".

Considerazioni Finali

L'adozione di esercizi di pianificazione e organizzazione non solo migliora l'efficienza nel gestire i compiti quotidiani, ma riduce anche il livello di stress, migliorando il benessere generale. La chiave del successo è la costanza: implementando queste tecniche nella routine quotidiana, si possono ottenere risultati significativi nel lungo termine. Sperimenta diverse strategie e adatta gli esercizi alle tue esigenze personali per trovare il metodo di gestione del tempo più efficace per te.

Strategie per Bilanciare Lavoro e Vita Personale

Il bilanciamento tra lavoro e vita personale è un obiettivo sempre più ambito in un mondo sempre più frenetico. Trovare l'equilibrio giusto può migliorare significativamente la tua salute mentale, le relazioni e la produttività. Ecco alcune strategie che potrebbero aiutarti:

Organizzazione e Pianificazione
- Crea un calendario: Assegna un tempo specifico a lavoro, famiglia, hobby e riposo.
- Stabilisci priorità: Identifica le attività più importanti e concentrati su quelle.
- Delega: Non aver paura di chiedere aiuto o delegare compiti.

Gestione del Tempo
- Limita le distrazioni: Spegni le notifiche durante il tempo libero e crea uno spazio dedicato al lavoro.
- Impara a dire di no: Non sovraccaricarti di impegni.
- Prendi pause regolari: Anche brevi pause possono aumentare la produttività.

Salute e Benessere
- Fai attività fisica: L'esercizio fisico aiuta a ridurre lo stress e migliora l'umore.
- Dormi a sufficienza: Un buon riposo è fondamentale per la salute mentale e fisica.
- Mangia sano: Una dieta equilibrata fornisce l'energia necessaria per affrontare la giornata.

Ambiente di Lavoro
- Comunicazione efficace: Parla con il tuo capo delle tue esigenze e cerca soluzioni flessibili.
- Crea confini: Definisci chiaramente i tuoi orari di lavoro e rispettali.
- Utilizza strumenti digitali: Esistono numerose app e strumenti che possono aiutarti a gestire il tempo e le attività.

Vita Personale
- Coltiva le relazioni: Dedica del tempo alla famiglia e agli amici.
- Trova un hobby: Un'attività piacevole ti aiuterà a rilassarti e a ricaricare le energie.
- Impara a disconnetterti: Stacca la spina dai dispositivi elettronici di tanto in tanto.

Mentalità Positiva

- Pratica la mindfulness: Concentrati sul presente e accetta le emozioni senza giudizio.
- Celebra i successi: Ricorda di festeggiare anche i piccoli traguardi.
- Sii paziente: Il bilanciamento perfetto richiede tempo e impegno.

Ricorda: Ogni persona è diversa e ciò che funziona per uno potrebbe non funzionare per un altro. Sperimenta diverse strategie e trova quelle che meglio si adattano al tuo stile di vita.

Vuoi approfondire un argomento specifico? Potresti essere interessato a:

- Tecniche di gestione dello stress: Come ridurre l'ansia e migliorare la concentrazione.
- Comunicazione efficace: Come parlare con il tuo capo delle tue esigenze.
- Creazione di un ambiente di lavoro positivo: Come migliorare la tua soddisfazione lavorativa.

Come Trovare e Partecipare a Gruppi di Supporto per Ansia e Depressione

I gruppi di supporto sono risorse preziose per chiunque stia affrontando ansia o depressione. Offrono uno spazio sicuro per condividere le proprie esperienze, ricevere sostegno emotivo e imparare strategie utili per gestire questi disturbi.

Dove Cercare Gruppi di Supporto

1. Professionisti della salute mentale:
   - Psicoterapeuti: Sono spesso a conoscenza di gruppi attivi nella tua zona e possono consigliarti quello più adatto alle tue esigenze.
   - Psichiatri: Possono indicarti associazioni o centri specializzati in disturbi d'ansia e depressione.
2. Associazioni e organizzazioni:
   - Associazioni di pazienti: Molte associazioni si occupano specificamente di disturbi d'ansia e depressione e organizzano incontri di gruppo.
   - Croce Rossa Italiana: Offre servizi di ascolto e supporto psicologico, tra cui gruppi di auto-aiuto.
   - Centri di salute mentale: Questi centri spesso organizzano o collaborano con gruppi di supporto.
3. Ospedali e cliniche:
   - Servizi di psicologia: Molti ospedali e cliniche offrono servizi di psicologia e possono informarti sui gruppi attivi nella tua zona.

4. Internet:
   - Motori di ricerca: Utilizza parole chiave come "gruppi di supporto per ansia Roma" (sostituisci "Roma" con la tua città).
   - Social media: Molti gruppi di supporto hanno una presenza attiva su piattaforme come Facebook.
   - Forum online: Siti come MindEd e Psicologi-Italia offrono forum dove puoi trovare informazioni e contatti.

Come Partecipare a un Gruppo di Supporto

1. Contatta l'organizzatore: Chiama o scrivi un'email per chiedere informazioni sulle modalità di partecipazione, frequenza degli incontri e costi (se previsti).
2. Prepara delle domande: Avere delle domande può aiutarti a partecipare attivamente e a chiarire eventuali dubbi.
3. Sii aperto e onesto: Condividere le tue esperienze può essere difficile, ma è un passo importante per sentirti compreso e supportato.
4. Ascolta gli altri: L'ascolta attiva è fondamentale per creare un ambiente di sostegno reciproco.
5. Rispetta le regole del gruppo: Ogni gruppo ha le sue regole, è importante rispettarle per creare un ambiente sereno e costruttivo.

Benefici della Partecipazione a un Gruppo di Supporto

- Riduzione dello stigma: Condividere la propria esperienza con altre persone che stanno affrontando le stesse difficoltà può aiutarti a superare la sensazione di isolamento.
- Sostegno emotivo: Sentirsi compresi e accettati da altre persone può essere molto confortante.
- Acquisizione di nuove strategie: Ascoltando le esperienze degli altri, puoi imparare nuove strategie per gestire l'ansia e la depressione.
- Aumento dell'autostima: Partecipare attivamente al gruppo e condividere le proprie esperienze può rafforzare la tua autostima.
- Creazione di relazioni significative: Connettersi con persone che condividono esperienze simili può portare a amicizie durature.

Ricorda: partecipare a un gruppo di supporto è un passo importante verso il tuo benessere. Non esitare a chiedere aiuto e a cercare un ambiente dove poterti esprimere liberamente.

Benefici del Supporto Sociale

Il supporto sociale è un po' come una rete di sicurezza emotiva che ci circonda. Esso si riferisce alla sensazione di essere connessi ad altri, di essere ascoltati, compresi e sostenuti. Questo sostegno, proveniente da amici, familiari, partner o comunità, ha un impatto profondo sulla nostra salute mentale e fisica.

Quali sono i benefici del supporto sociale?
- Riduzione dello stress: Quando condividiamo le nostre preoccupazioni con persone di fiducia, alleggeriamo il carico emotivo e riduciamo lo stress.
- Miglioramento dell'umore: Sentirsi connessi ad altri ci fa sentire meno soli e aumenta la nostra sensazione di benessere.
- Aumento della resilienza: Le persone con un forte supporto sociale sono più in grado di affrontare le difficoltà e di riprendersi da eventi stressanti.
- Rafforzamento dell'autostima: Sentirsi accettati e valorizzati dagli altri ci aiuta a sviluppare una maggiore fiducia in noi stessi.
- Miglioramento della salute fisica: Il supporto sociale è associato a una riduzione del rischio di malattie cardiovascolari, di un sistema immunitario più forte e di una maggiore longevità.
- Promozione di comportamenti sani: Le persone con un forte supporto sociale sono più motivate a seguire uno stile di vita sano, come fare attività fisica e mangiare in modo equilibrato.

In che modo il supporto sociale agisce?
- Sensazione di appartenenza: Sentirsi parte di una comunità ci fa sentire meno soli e più sicuri.
- Ascolto attivo: Essere ascoltati attentamente ci permette di elaborare meglio le nostre emozioni e di trovare nuove prospettive.
- Condivisione di esperienze: Condividere le proprie esperienze con altre persone che hanno affrontato situazioni simili può essere molto confortante.
- Offerta di aiuto concreto: Avere qualcuno su cui contare per un favore o per un consiglio pratico può fare una grande differenza.
- Modello di comportamento positivo: Osservare come gli altri affrontano le difficoltà può ispirarci a trovare soluzioni creative.

In conclusione, il supporto sociale è un elemento fondamentale per il nostro benessere. Investire nelle nostre relazioni e coltivare legami significativi è un investimento nella nostra salute mentale e fisica.

Le testimonianze di persone che hanno affrontato gli attacchi di panico e sono riuscite a superarli sono uno strumento potentissimo per dare speranza e incoraggiamento a coloro che stanno vivendo questa esperienza. Ecco alcune storie che potresti condividere:

Storie di successo:
- Marco: "Per anni, gli attacchi di panico mi hanno impedito di vivere una vita normale. Avevo paura di uscire di casa, di prendere i mezzi pubblici, di trovarmi in luoghi affollati. Poi ho deciso di affrontare il problema e ho iniziato a frequentare un gruppo di sostegno. Condividere le mie paure con altre persone che mi capivano è stato liberatorio. Ho imparato tecniche di respirazione, ho praticato l'esposizione graduale e ho gradualmente ripreso il controllo della mia vita."
- Anna: "Ho iniziato ad avere attacchi di panico dopo la nascita di mio figlio. La paura di non essere all'altezza mi paralizzava. Grazie al gruppo di supporto, ho capito che queste sensazioni erano comuni e che molte altre mamme si sentivano allo stesso modo. Ho imparato a chiedere aiuto, a delegare e a prendermi cura di me stessa. Oggi sono una mamma più serena e felice."
- Luca: "Gli attacchi di panico mi hanno portato a sviluppare una forte agorafobia. Non uscivo più di casa e la mia vita sociale era praticamente inesistente. Ho iniziato una terapia cognitivo-comportamentale e ho partecipato a un gruppo di supporto online. Con il tempo, ho sfidato le mie paure e ho ricominciato a vivere. Oggi posso fare tutto ciò che voglio senza più essere limitato dall'ansia."

Testimonianze che sottolineano l'importanza del gruppo:
- "Nel gruppo ho trovato un rifugio sicuro dove poter esprimere le mie paure senza essere giudicato. Sentirmi compreso dalle altre persone mi ha dato la forza di andare avanti."
- "Condividere le proprie esperienze con gli altri mi ha fatto capire che non ero solo. Ho imparato che i miei pensieri negativi non erano reali e che potevo superarli."
- "Il gruppo mi ha fornito gli strumenti necessari per affrontare gli attacchi di panico. Ho imparato tecniche di rilassamento, di gestione dello stress e ho sviluppato una maggiore consapevolezza di me stesso."
- "Grazie al gruppo ho creato legami forti con persone che mi capiscono profondamente. Sentirmi parte di una comunità mi ha dato una nuova prospettiva sulla vita."

Come utilizzare queste storie:

- Sottolineare l'universalità del problema: Far capire alle persone che gli attacchi di panico sono un disturbo molto comune e che molte altre persone li hanno affrontati con successo.
- Evidenziare il ruolo del gruppo: Spiegare come il supporto del gruppo possa essere fondamentale per superare le difficoltà.
- Concentrare l'attenzione sui cambiamenti positivi: Mostrare come, grazie al gruppo, le persone sono riuscite a migliorare la qualità della loro vita.
- Incoraggiare l'azione: Invitare le persone a informarsi sui gruppi di supporto disponibili nella loro zona e a fare il primo passo verso il recupero.

Altre idee per rendere le testimonianze più efficaci:

- Utilizzare un linguaggio semplice e diretto: Evita termini tecnici e concetti troppo complessi.
- Focalizzarsi sulle emozioni: Descrivi le emozioni che le persone hanno provato prima, durante e dopo aver partecipato al gruppo.
- Evidenziare i piccoli successi: Anche i piccoli passi avanti sono importanti e possono essere motivo di orgoglio.
- Usare un tono positivo: Trasmetti un messaggio di speranza e ottimismo.

Dove trovare gruppi di supporto per gli attacchi di panico:

- Associazioni di pazienti: Molte associazioni si occupano specificamente di disturbi d'ansia e organizzano incontri di gruppo.
- Centri di salute mentale: Questi centri spesso offrono servizi di psicologia e possono informarti sui gruppi attivi nella tua zona.
- Ospedali e cliniche: Molti ospedali e cliniche offrono servizi di psicologia e possono informarti sui gruppi attivi nella tua zona.
- Internet: Utilizzando motori di ricerca come Google, puoi trovare facilmente gruppi di supporto online.

Ricorda: Ogni storia è unica e può avere un impatto diverso sulle persone. L'importante è trasmettere un messaggio di speranza e far capire alle persone che non sono sole.

L'importanza di chiedere aiuto è un messaggio fondamentale che merita di essere sottolineato. Ecco un testo più lungo, ricco di frasi motivazionali, che puoi adattare alle tue esigenze:

Chiedere aiuto non è una debolezza, è un atto di coraggio.

Spesso, quando ci troviamo di fronte a difficoltà come gli attacchi di panico, tendiamo a isolarci, a credere di dover affrontare tutto da soli. Ma la verità è che nessuno è un'isola. Chiedere aiuto non è un segno di debolezza, ma di grande forza. Ammettere di aver bisogno di supporto è il primo passo verso il recupero.

Perché chiedere aiuto è così importante?

- Non sei solo: Milioni di persone in tutto il mondo sperimentano gli attacchi di panico. Sentirti solo e isolato è un sentimento comune, ma è importante ricordare che non lo sei.
- Il supporto è fondamentale: Un gruppo di supporto offre un ambiente sicuro e accogliente dove condividere le proprie esperienze e ricevere comprensione. Ascoltare le storie di altre persone che hanno affrontato le stesse difficoltà può essere estremamente confortante e motivante.
- La terapia può fare la differenza: La terapia cognitivo-comportamentale è un trattamento efficace per gli attacchi di panico. Un terapeuta può insegnarti strategie per gestire l'ansia, sfidare i pensieri negativi e modificare i comportamenti disfunzionali.
- Piccoli passi, grandi risultati: Il percorso verso il recupero può essere lungo e faticoso, ma ogni piccolo passo avanti è una vittoria. Celebra i tuoi successi, per quanto piccoli possano sembrare.

Cosa ti impedisce di chiedere aiuto?

Spesso, sono le nostre convinzioni limitanti a impedirci di chiedere aiuto. Potremmo pensare:

- "Sono io il problema."
- "Dovrei essere in grado di risolvere tutto da solo."
- "Gli altri mi giudicheranno."
- "Non ho tempo."

Ma la verità è che ognuno ha bisogno di aiuto in alcuni momenti della vita. Chiedere supporto non significa ammettere un fallimento, ma dimostrare di volersi prendere cura di se stessi.

Come superare le resistenze:

- Riconosci le tue emozioni: Ammetti a te stesso che stai soffrendo e che hai bisogno di aiuto.
- Sfida i tuoi pensieri negativi: Sostituisci i pensieri negativi con pensieri più positivi e realistici.
- Parla con qualcuno di cui ti fidi: Condividere le tue preoccupazioni con un amico, un familiare o un professionista può aiutarti a sentirti meno solo.
- Informati sui gruppi di supporto: Ci sono molti gruppi di supporto disponibili, sia online che di persona.

Ricorda:
- Tu vali: Meriti di vivere una vita piena e felice.
- Hai il diritto di chiedere aiuto: Non esitare a chiedere supporto quando ne hai bisogno.
- Il recupero è possibile: Con il giusto supporto, puoi superare gli attacchi di panico e riprendere il controllo della tua vita.

Un ultimo pensiero:
Il coraggio non è l'assenza della paura, ma la capacità di agire nonostante la paura. Decidere di chiedere aiuto è un atto di grande coraggio. Credi in te stesso e nel tuo potenziale.

Se stai pensando di chiedere aiuto, non esitare a farlo. Ci sono molte persone che possono sostenerti in questo percorso.

Frasi motivazionali aggiuntive:
- "Il primo passo verso la guarigione è ammettere di avere bisogno di aiuto."
- "Investire nel tuo benessere emotivo è l'investimento più importante che tu possa fare."
- "Tu sei più forte di quanto pensi."
- "Il futuro è nelle tue mani, prendine il controllo."
- "La felicità è una scelta, e tu hai il potere di farla."

Per chi si sente sopraffatto:
- Non sei solo: Milioni di persone affrontano ogni giorno le stesse sfide. Ricorda che non sei solo in questo percorso.
- Sei più forte di quanto pensi: Dentro di te c'è una forza incredibile, pronta a emergere.
- Un passo alla volta: Anche i viaggi più lunghi iniziano con un piccolo passo. Concentrati sul presente e celebra ogni piccola vittoria.
- Il cambiamento è possibile: Non importa quanto profonda sia la ferita, la guarigione è sempre possibile.
- La tempesta passerà: Anche i momenti più bui sono destinati a finire. Abbi pazienza e perseveranza.

Per chi cerca la propria strada:
- Ascolta la tua voce interiore: Dentro di te c'è una bussola che ti guiderà verso la tua vera strada.
- Non aver paura di sbagliare: Gli errori sono parte integrante del processo di crescita. Impara da essi e continua a avanzare.
- Investi in te stesso: Il miglior investimento che puoi fare è in te stesso. Credi nelle tue capacità e nei tuoi sogni.
- La vita è un'avventura: Abbraccia l'incertezza e goditi il viaggio.
- Seguendo il tuo cuore, troverai la tua felicità.

Per chi vuole superare i propri limiti:

- I limiti esistono solo nella nostra mente: Sfida te stesso a superare i tuoi confini.
- La crescita avviene fuori dalla zona di comfort: Abituati a uscire dalla tua comfort zone. È lì che avviene la vera trasformazione.
- Credi in te stesso: Sei capace di raggiungere qualsiasi obiettivo ti poni.
- Non mollare mai: Anche quando tutto sembra difficile, continua a lottare.
- La perseveranza è la chiave del successo: Continua a provare, anche se incontri ostacoli.

Per chi cerca la felicità:

- La felicità è un viaggio, non una destinazione: Goditi il percorso e trova la gioia nelle piccole cose.
- La gratitudine è il miglior antidoto alla negatività: Concentrati su ciò che hai, non su ciò che ti manca.
- Circondati di persone positive: Le persone con cui trascorri il tuo tempo influenzano il tuo umore e la tua prospettiva.
- Prenditi cura di te stesso: Il tuo benessere fisico e mentale è fondamentale per la tua felicità.
- Sorridi: Anche un semplice sorriso può illuminare la tua giornata e quella degli altri.

Frasi brevi e incisive:

- Il futuro appartiene a coloro che credono nella bellezza dei loro sogni.
- Ogni nuovo giorno è un'opportunità per iniziare da capo.
- La vita è troppo breve per preoccuparsi di ciò che gli altri pensano.
- La felicità non è una destinazione, ma un modo di viaggiare.
- Credere in se stessi è il primo passo verso il successo.
- La positività è contagiosa, diffondila!
- Non lasciare che le paure ti paralizzino.
- Ogni fine è un nuovo inizio.
- La vita è bella, goditela al massimo!

Per chi sta affrontando l'ansia:

- Non sei solo: Milioni di persone in tutto il mondo sperimentano l'ansia. Sentirti solo è un sentimento comune, ma sappi che non lo sei.
- L'ansia non ti definisce: L'ansia è un ospite indesiderato, ma non ha il potere di definire chi sei.
- Piccoli passi, grandi risultati: Ogni giorno è un'opportunità per fare un passo avanti, anche se piccolo.
- La calma si trova dentro di te: Impara a respirare profondamente e a focalizzarti sul presente per ritrovare la calma.
- Sei più forte di quanto pensi: Hai dentro di te la forza per affrontare qualsiasi sfida.

Per chi ha avuto attacchi di panico:
- Gli attacchi di panico non durano per sempre: Anche se possono sembrare intensi e interminabili, gli attacchi di panico sono temporanei.
- Hai il controllo: Anche se può sembrare difficile da credere, hai il potere di gestire l'ansia e gli attacchi di panico.
- Ogni attacco ti rende più forte: Ogni volta che affronti un attacco di panico, diventi più resistente.
- Non vergognarti: L'ansia è un disturbo comune e non c'è nulla di cui vergognarti.
- Il recupero è possibile: Molte persone sono riuscite a superare gli attacchi di panico, e tu puoi farcela anche tu.

Frasi motivazionali brevi e incisive:
- La paura è normale, ma non deve paralizzarti.
- Respira, sorridi, ripeti.
- La calma è la tua superpotere.
- Il tuo valore non dipende dalla tua ansia.
- Tu sei più grande di ogni paura.

Per chi sta cercando aiuto:
- Chiedere aiuto è un atto di coraggio.
- Non affrontare l'ansia da solo: Ci sono persone che possono aiutarti.
- La terapia può fare la differenza: Un terapeuta può fornirti gli strumenti necessari per gestire l'ansia.
- Il supporto di un gruppo può essere prezioso: Condividere le tue esperienze con altre persone può essere molto utile.
- Investi nel tuo benessere: Prenditi cura di te stesso fisicamente e mentalmente.

Ricorda:
- Sei importante: Il tuo benessere è una priorità.
- Hai il diritto di stare bene: Non accontentarti di una vita segnata dall'ansia.
- Credi in te stesso: Hai tutte le risorse necessarie per affrontare questa sfida.

Un ultimo pensiero:
Il percorso verso il recupero può essere lungo e tortuoso, ma con pazienza, perseveranza e il giusto supporto, puoi superare l'ansia e ritrovare la serenità. Tu non sei solo in questo viaggio.

Le colonne come metafora:

Tuttavia, possiamo interpretare metaforicamente il concetto delle "sette colonne" per sostenere chi soffre di attacchi di panico. Ogni colonna potrebbe rappresentare un pilastro fondamentale per affrontare questa condizione:

1. Consapevolezza: La prima colonna è la consapevolezza dell'ansia e degli attacchi di panico. Riconoscere i sintomi e i fattori scatenanti è il primo passo verso la gestione.
2. Respirazione: La respirazione profonda e controllata è un potente strumento per calmare il sistema nervoso e ridurre l'intensità degli attacchi.
3. Tecniche di rilassamento: Oltre alla respirazione, esistono molte altre tecniche come la meditazione, lo yoga e il mindfulness che possono aiutare a gestire l'ansia.
4. Supporto sociale: Condividere le proprie esperienze con amici, familiari o un gruppo di supporto può essere estremamente utile.
5. Terapia: La terapia cognitivo-comportamentale è un trattamento efficace per l'ansia e gli attacchi di panico. Un terapeuta può insegnare strategie per modificare i pensieri negativi e i comportamenti disfunzionali.
6. Stile di vita sano: Un'alimentazione equilibrata, l'esercizio fisico regolare e un sonno adeguato possono contribuire a ridurre l'ansia.
7. Positività: Coltivare un atteggiamento positivo e concentrarsi sugli aspetti positivi della vita può migliorare notevolmente la qualità della vita.

Perché sette colonne?

Il numero sette è spesso associato alla completezza e alla perfezione in molte culture. In questo contesto, le sette colonne rappresentano un insieme completo di strumenti e strategie per affrontare l'ansia.

Cosa puoi fare tu:

- Informati: Approfondisci le tue conoscenze sull'ansia e sugli attacchi di panico.
- Cerca supporto: Non esitare a chiedere aiuto a un professionista della salute mentale o a un gruppo di supporto.
- Prenditi cura di te stesso: Dedica del tempo al tuo benessere fisico e mentale.
- Sii paziente: Il recupero richiede tempo e impegno.

Un messaggio di speranza:

Ricorda che non sei solo. Molte persone affrontano l'ansia e gli attacchi di panico. Con il giusto supporto e le giuste strategie, puoi superare questa sfida e vivere una vita più serena.

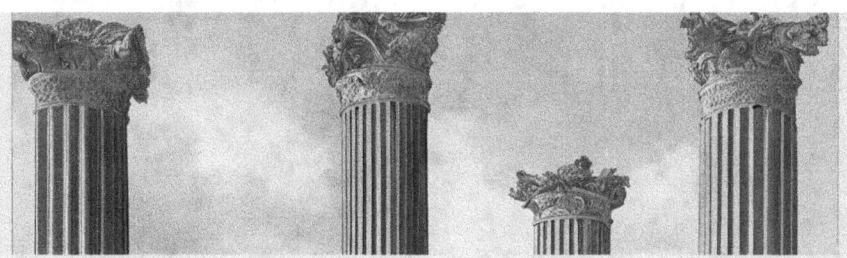

La Leggenda dei Due Lupi: Yin e Yang nell'Anima Umana

Una Lotta Interiore Eterna

La leggenda dei due lupi, uno bianco e uno nero, è un racconto antico e affascinante che proviene dalle tradizioni native americane, in particolare dai Cherokee. Questa metafora potente ci invita a riflettere sulla complessità dell'animo umano e sulla continua lotta tra le nostre parti più luminose e quelle più oscure.

Il Lupo Bianco: la Luce Interiore

Il lupo bianco simboleggia tutto ciò che è buono in noi:
- La gentilezza: L'amore verso gli altri e la compassione.
- La pace: La ricerca dell'armonia e dell'equilibrio.
- La saggezza: La conoscenza profonda di sé e del mondo.
- La forza tranquilla: La capacità di difendere ciò che è giusto senza ricorrere alla violenza.

In termini di yin e yang, il lupo bianco rappresenta lo yin, l'energia femminile, associata alla luna, all'intuizione, alla calma e alla passività apparente.

Il Lupo Nero: l'Ombra

Il lupo nero incarna invece tutto ciò che può oscurare la nostra anima:
- La rabbia: La furia e l'impulsività.
- L'odio: Il rancore e il risentimento.
- La paura: L'ansia e l'insicurezza.
- L'egoismo: La ricerca del proprio vantaggio a discapito degli altri.

Lo yang, l'energia maschile, è rappresentato dal lupo nero, associato al sole, all'azione, alla forza e all'attività.

La Lotta Continua

Secondo la leggenda, all'interno di ogni essere umano si combatte una battaglia costante tra questi due lupi. Quale dei due prevarrà dipende dalle scelte che facciamo ogni giorno. Se nutriamo pensieri negativi, di rabbia e di odio, rafforziamo il lupo nero. Al contrario, se coltiviamo la gentilezza, la compassione e la gratitudine, diamo forza al lupo bianco.

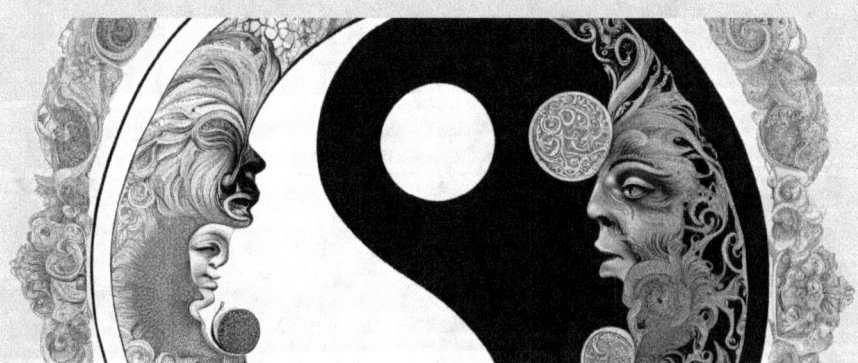

L'Importanza dell'Equilibrio

La chiave per una vita serena e appagante sta nel trovare un equilibrio tra le due forze. Non si tratta di eliminare completamente il lupo nero, ma di imparare a gestirne l'energia in modo costruttivo. Allo stesso modo, non bisogna reprimere il lupo bianco, ma dargli spazio per esprimere la sua bontà.

L'insegnamento della leggenda

La storia dei due lupi ci insegna che:

- Siamo responsabili delle nostre scelte: Siamo noi a decidere quale lupo alimentare.
- L'equilibrio è fondamentale: Per vivere una vita piena e soddisfacente, dobbiamo trovare un equilibrio tra le diverse parti di noi stessi.
- La crescita personale è un processo continuo: La lotta tra i due lupi non finisce mai, ma possiamo imparare a gestirla sempre meglio.

Applicazioni nella vita quotidiana

Questa leggenda può aiutarci a comprendere meglio noi stessi e le nostre relazioni con gli altri. Possiamo utilizzarla come strumento per:

- Aumentare la consapevolezza di sé: Osservando i nostri pensieri e le nostre azioni, possiamo identificare quale lupo sta prendendo il sopravvento.
- Gestire le emozioni negative: Imparando a riconoscere e a gestire le emozioni negative, possiamo indebolire il lupo nero.
- Coltivare le qualità positive: Concentrandoci sulle nostre virtù, possiamo rafforzare il lupo bianco.
- Migliorare le relazioni: Applicando i principi di questa leggenda alle nostre interazioni con gli altri, possiamo costruire relazioni più sane e soddisfacenti.

In conclusione

La storia dei due lupi è un potente strumento per la crescita personale e spirituale. Ci ricorda che abbiamo il potere di plasmare il nostro destino e di creare la vita che desideriamo.

Applicare la leggenda alla vita quotidiana

Ecco alcune strategie per nutrire il lupo bianco e tenere a bada quello nero:

- Consapevolezza: Il primo passo è osservare i tuoi pensieri e le tue emozioni. Quando senti la rabbia, la paura o l'invidia, riconosci che è il lupo nero che sta cercando di prendere il sopravvento.
- Respirazione profonda: Quando ti senti sopraffatto, fermati e respira profondamente. Questo aiuta a calmare la mente e a prendere le distanze dai pensieri negativi.
- Meditazione e mindfulness: Queste pratiche ti permettono di coltivare la presenza mentale e di osservare i tuoi pensieri senza giudicarli.
- Affermazioni positive: Ripetere quotidianamente affermazioni positive può aiutare a rafforzare il lupo bianco.
- Gratitudine: Concentrarsi sulle cose positive della tua vita può spostare l'attenzione dal negativo al positivo.
- Attività rilassanti: Dedica del tempo ogni giorno a attività che ti piacciono e ti rilassano, come leggere, fare una passeggiata o ascoltare musica.
- Circondati di persone positive: Le relazioni che hai influenzano il tuo benessere emotivo. Cerca di passare del tempo con persone che ti ispirano e ti sostengono.

Superare le sfide poste dal lupo nero

Il lupo nero è tenace e cercherà sempre di riemergere. Ecco alcune strategie per affrontarlo:

- Non giudicarti: È normale provare emozioni negative. Accetta che fanno parte della tua umanità.
- Sii paziente: Cambiare le proprie abitudini richiede tempo e impegno.
- Celebra i piccoli successi: Riconosci e premia i tuoi progressi, anche quelli più piccoli.
- Non aver paura di chiedere aiuto: Se hai difficoltà a gestire le tue emozioni, rivolgiti a un terapeuta o a un counselor.

La figura del saggio

Nella leggenda, il nonno rappresenta una figura saggia che guida il nipote. Nella tua vita, questa figura potrebbe essere un mentore, un amico, un terapeuta o un maestro spirituale. Cerca persone che ti ispirano e che possono offrirti consigli e supporto.

La dimensione collettiva

La leggenda dei due lupi può essere applicata anche alle dinamiche di gruppo e alle relazioni interpersonali. Quando interagisci con gli altri, cerca di nutrire il lupo bianco sia in te stesso che negli altri.

Un percorso continuo

La battaglia tra i due lupi è una lotta interna che si protrae per tutta la vita. Non c'è una soluzione definitiva, ma con impegno e costanza puoi imparare a gestire le tue emozioni e a vivere una vita più serena e appagante.

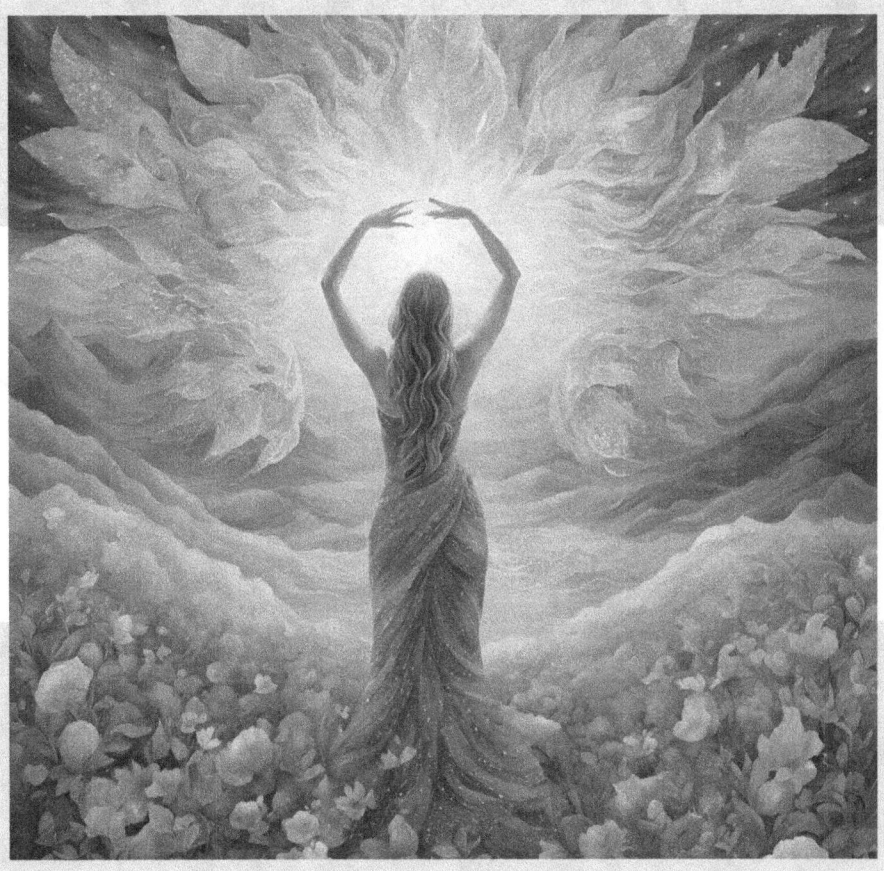

"Hai affrontato un mostro invisibile, un'ombra che ha cercato di oscurare la tua luce. Ma tu, con coraggio e determinazione, hai combattuto e continui a combattere. Ogni volta che superi un attacco di panico, è come scalare una montagna, e la vista dalla cima è sempre più bella. Ricorda, la tua forza risiede nella tua vulnerabilità, nella tua capacità di riconoscere le tue emozioni e di affrontarle con coraggio. Sei come un fiore che sboccia attraverso l'asfalto, una testimonianza della vita che trova una via.

Non sei solo in questo viaggio. Ci sono persone che ti vogliono bene, professionisti pronti ad aiutarti e una comunità che ti sostiene. Ogni passo che fai, ogni respiro che prendi ti avvicina a una versione più autentica di te stesso. Abbraccia la tua unicità, celebra i tuoi piccoli successi e non smettere mai di credere in te stesso. Il tuo valore non si misura dalla presenza o dall'assenza di ansia, ma dalla tua capacità di amare, di connetterti e di trovare la gioia nella vita. Sei più forte di quanto pensi.

Immagina la tua vita come un giardino. Gli attacchi di panico sono come delle tempeste che possono danneggiare le piante, ma il giardino nel suo complesso è ancora lì. Con cura e dedizione, puoi far rifiorire le tue piante, puoi creare un giardino ancora più bello di prima. Ogni pensiero positivo, ogni atto di gentilezza verso te stesso è come un raggio di sole che nutre le tue radici.

Ricorda, la guarigione è un processo, non una destinazione. Ci saranno giorni buoni e giorni cattivi, ma la cosa importante è continuare a muoversi in avanti, un passo alla volta. Abbi pazienza con te stesso, sii gentile con te stesso. E soprattutto, non aver paura di chiedere aiuto. Sei degno di tutto l'amore e il sostegno che il mondo può offrirti. Tu sei il protagonista della tua storia. Scrivila con coraggio, con passione e con la consapevolezza che sei in grado di superare qualsiasi sfida. Il futuro è tuo, e tu hai il potere di plasmarlo a tua immagine."

Ing. Spilimbergo Daniele

Spilimbergo Daniele

Grazie!